Dushyant Kumar Dewangan

Abordagens recentes para aumentar a solubilidade dos fármacos

Dushyant Kumar Dewangan

Abordagens recentes para aumentar a solubilidade dos fármacos

Para aumentar a potência dos medicamentos

ScienciaScripts

Cover image: www.ingimage.com

This book is a translation from the original published under ISBN 978-3-659-46465-2.

Publisher:
Sciencia Scripts
is a trademark of
Dodo Books Indian Ocean Ltd. and OmniScriptum S.R.L publishing group

120 High Road, East Finchley, London, N2 9ED, United Kingdom
Str. Armeneasca 28/1, office 1, Chisinau MD-2012, Republic of Moldova, Europe
Printed at: see last page
ISBN: 978-620-7-72179-5

RECONHECIMENTO

Em primeiro lugar, curvo-me perante o Todo-Poderoso pela graça de ter conseguido concluir com êxito o meu trabalho de projeto.

"A conclusão bem sucedida de qualquer tarefa estaria incompleta sem mencionar as pessoas que a tornaram possível e cuja orientação e encorajamento constantes me garantiram o sucesso". Considero um privilégio expressar algumas palavras de gratidão e respeito a todos aqueles que me orientaram e inspiraram na realização deste trabalho de projeto.

Expresso os meus profundos gestos e a minha dívida para com o meu orientador Dr. Vijay kumar Singh (Professor Assistente) do Columbia Institute of Pharmacy, Raipur, pelo seu apoio inabalável e pelas suas ideias extremamente eficazes. Devo-lhe mais do que posso mencionar, sobretudo por me ter guiado para ver o lado positivo do meu trabalho de projeto.

O meu sincero agradecimento ao Dr. Amit Roy, (Diretor) do Columbia Institute of Pharmacy, por me ter proporcionado instalações laboratoriais na faculdade.

Por último, mas não menos importante, dedico aos meus exaltados pais e à minha família o seu amor incondicional, as suas bênçãos e o seu apoio para que eu pudesse alcançar o objetivo da educação com sucesso.

DUSHYANT KUMAR DEWANGAN

B.Pharma

Instituto de Farmácia de Columbia, Raipur

ÍNDICE

CAPÍTULO 1

I.INTRODUÇÃO

"A solubilidade é definida em termos quantitativos como a concentração do soluto numa solução saturada a uma determinada temperatura e, em termos qualitativos, pode ser definida como a interação espontânea de duas ou mais substâncias para formar uma dispersão molecular homogénea."

Uma **solução saturada** é aquela em que o soluto está em equilíbrio com o solvente...

Uma **solução não saturada ou subsaturada** é uma **solução** que contém o soluto dissolvido em concentração inferior à necessária para a saturação completa a uma temperatura definida.

Uma **solução supersaturada** é aquela que contém mais soluto dissolvido do que normalmente conteria a uma determinada temperatura, se o soluto não dissolvido estivesse presente.

A solubilidade do fármaco é a concentração máxima do soluto dissolvido no solvente em condições específicas de temperatura, pH e pressão.

A **solubilidade do fármaco numa solução saturada** é uma propriedade estática, ao passo que a taxa de dissolução do fármaco é uma propriedade dinâmica que está mais estreitamente relacionada com a taxa de biodisponibilidade.

1.1 Solubilidade e biodisponibilidade dos medicamentos

Foi bem explicado que a solubilidade, a dissolução e a permeabilidade gastrointestinal são parâmetros fundamentais que controlam a taxa e a extensão da absorção do fármaco e a sua biodisponibilidade [1]. A solubilidade em água de um fármaco é uma propriedade fundamental que desempenha um papel importante na absorção do fármaco após a administração oral. Também rege a possibilidade de administração parentérica de um fármaco e é útil na manipulação e teste das propriedades do fármaco durante o processo de conceção e desenvolvimento do mesmo. A solubilidade do fármaco é uma medida de equilíbrio, mas também a taxa de dissolução à qual o fármaco sólido ou o fármaco da forma de dosagem passa para a solução é extremamente importante quando o tempo de dissolução é limitado [2]. Embora a biodisponibilidade oral de um fármaco dependa da solubilidade aquosa, da permeabilidade do fármaco, da taxa de dissolução, do metabolismo de primeira passagem e da suscetibilidade aos mecanismos de efluxo, a solubilidade aquosa e a permeabilidade do fármaco são também parâmetros importantes atribuídos à biodisponibilidade oral [3]. Na descoberta de fármacos, o número de candidatos a fármacos insolúveis aumentou nos últimos anos, com quase 70% dos novos candidatos a fármacos a apresentarem uma solubilidade aquosa fraca [4]. Para estes candidatos a fármacos, a fraca solubilidade aquosa e a fraca dissolução nos fluidos gastrointestinais é um fator limitativo da biodisponibilidade in vivo após administração oral. Por conseguinte, a dissolução in vitro foi reconhecida como um elemento importante no desenvolvimento de fármacos, pelo que aumentar a taxa de dissolução de fármacos pouco solúveis e melhorar a sua biodisponibilidade é um desafio importante para os cientistas farmacêuticos [5,6].

1.2 PROCESSO DE SOLUBILIZAÇÃO

O processo de solubilização é composto por três etapas

- A separação da molécula do solvente para proporcionar espaço no solvente para o soluto.
- A quebra de ligações iónicas intermoleculares no soluto.
- A interação entre o solvente e a molécula ou ião do soluto[7].

1.3 Expressões **de solubilidade-**

A farmacopeia dos Estados Unidos [USP] descreve a solubilidade dos fármacos como a parte de solvente necessária para uma parte de soluto. A solubilidade de um fármaco pode também ser expressa em partes, percentagem, molaridade, molalidade, fração de volume e fração molar.

A solubilidade de um fármaco é descrita em vários termos descritivos que se baseiam na quantidade de fármaco dissolvido no solvente e são apresentados no Quadro-1.

Quadro 1 - Definição de solubilidade na farmacopeia dos Estados Unidos -

Descriptive Terms	Approximate volume of solvent in milliliter per gram of solute	Solubility range (mg/ml)	Solubility assigned (mg/ml)
Very soluble	Less than 1	>1000	1000
Freely soluble	From 1 to 10	100-1000	100
Soluble	From 10 to 30	33-100	33
Sparingly soluble	From 30 to 100	10-33	10
Slightly soluble	From 100 to 1000	1-10	1
Very slightly soluble	From 1000 to10000	0.1-1	0.1
Insoluble	More than 10000	<0.1	0.01

1.4 Necessidade de Solubilidade -[7]

A absorção de fármacos a partir do trato gastrointestinal pode ser limitada por uma série de factores, como a fraca solubilidade aquosa e a fraca permeabilidade da membrana da molécula do fármaco. Quando um agente ativo é administrado por via oral, deve primeiro dissolver-se nos fluidos gástricos e/ou intestinais antes de poder penetrar nas membranas do TGI para atingir a circulação sistémica. Por conseguinte, duas áreas da investigação farmacêutica que se centram na melhoria da biodisponibilidade oral de agentes activos incluem: o aumento da solubilidade e da taxa de dissolução de fármacos pouco solúveis em água.

O BCS é um quadro científico para classificar uma substância medicamentosa com base na sua solubilidade aquosa e permeabilidade intestinal. No caso dos fármacos das classes II e IV da classificação BCS, o passo limitador da taxa é a libertação do fármaco da forma de dosagem e a solubilidade no fluido gástrico e não a absorção, pelo que o aumento da solubilidade aumenta, por sua vez, a biodisponibilidade dos fármacos das classes II e IV da classificação BCS.

Quadro 2. - Sistema de classificação BCS com exemplos de diferentes medicamentos

BCS Class	Solubility	Permeability	Examples
Class I	High	High	B-blockers propranolol, Metoprolol
Class II	Low	High	NSAID's Ketoprofen, Antiepileptic Carbazepine
Class III	High	Low	B blockers Atenolol,H2 antagonist Ranitidine
Class IV	Low	Low	Diuretics Hydrochlorothiazide, Frusemide

1.5 FACTORES QUE AFECTAM A SOLUBILIDADE -

a) Natureza do soluto e do solvente:

A natureza do soluto e do solvente depende da concentração do soluto numa quantidade específica de solvente a uma temperatura específica. Exemplo: à temperatura ambiente, em 100 g de água, apenas 1 g de cloreto de chumbo [II] pode ser dissolvido, enquanto 200 g de cloreto de zinco podem ser dissolvidos. [8]

b) Dimensão das partículas:

O tamanho das partículas afecta a solubilidade. À medida que o tamanho do artigo diminui, o rácio área de superfície/volume aumenta. À medida que a área de superfície da partícula aumenta, provoca uma maior interação com o solvente. O efeito do tamanho da partícula na solubilidade pode ser descrito por-[9]

$$\log \frac{S}{S_0} = \frac{2 \gamma V}{2.303 R T r}$$

Onde S_0 é a solubilidade de partículas infinitamente grandes, **S** é a solubilidade de partículas finas **V** é o volume molar, ***g*** é a tensão superficial do sólido, **r** é o raio da partícula fina.

c) Tamanho molecular:

A solubilidade é afetada pelo tamanho molecular da partícula. A solubilidade da substância diminui quando as moléculas têm um peso molecular mais elevado e um tamanho molecular mais elevado, porque as moléculas maiores são mais difíceis de envolver com moléculas de solvente para solvatar a substância.

d) Temperatura:

Solubilidade afetada pela temperatura. Se o processo de solução absorver energia, a solubilidade aumentará com o aumento da temperatura. Se o processo de solução libertar energia, a solubilidade diminuirá com o aumento da temperatura[10].

e) Pressão:

Para sólidos e solutos líquidos, a solubilidade não é afetada pela alteração da pressão, mas para solutos gasosos, a solubilidade aumenta à medida que a pressão aumenta e diminui à medida que a pressão diminui.

CAPÍTULO 2

2. TÉCNICAS DE AUMENTO DA SOLUBILIDADE

Existem certos métodos que são empregues para aumentar a solubilidade do medicamento

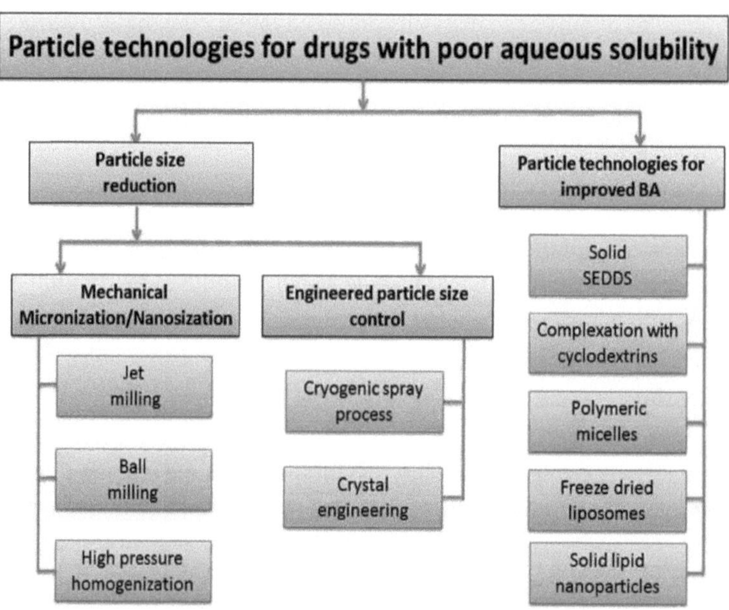

Fig. 1 - Tecnologias de partículas farmacêuticas para melhorar a solubilidade, a dissolução e a biodisponibilidade dos medicamentos.

2.1 Técnicas convencionais de redução da dimensão das partículas-

A redução do tamanho das partículas é uma das estratégias mais antigas para melhorar a solubilidade dos fármacos, uma vez que a solubilidade dos fármacos está intrinsecamente relacionada com o tamanho das partículas. Quando o tamanho da partícula é reduzido, a maior área de superfície do fármaco permite o aumento do rácio área de superfície/volume, aumentando assim a área de superfície disponível para a solvatação. Muitas estratégias, como o polimorfismo, a formação de sais, a formação de co-cristais e a adição de excipientes, também aumentam marginalmente a solubilidade dos fármacos insolúveis, mas a sua utilização é sobretudo limitada devido às baixas taxas de sucesso no aumento da biodisponibilidade e, nalguns casos, por serem indesejáveis devido à produção de efeitos secundários tóxicos[12]. [Por esta razão, a redução do tamanho das partículas continua a ser um método seguro para aumentar a solubilidade das substâncias medicamentosas sem alterar a natureza química do fármaco. É bem conhecido que a diminuição do tamanho das partículas e o correspondente aumento da área de superfície das partículas aumentam a taxa de dissolução dessa substância, tal como descrito pela equação de Noyese Whitney no final do século XIX. No entanto, em comparação com o efeito sobre as propriedades de dissolução, a diminuição do tamanho das partículas tem comparativamente pouco efeito sobre a solubilidade das substâncias medicamentosas, uma vez que não altera as propriedades de estado sólido das partículas.

Williams et al. [2013] e Sun et al. [2012] relataram separadamente que a redução do tamanho das partículas tem, de facto, efeitos na solubilidade cinética da substância e, de acordo com a Equação de Ostwald-Freundlich, a solubilidade aumenta significativamente com a redução do tamanho das partículas abaixo de 1 mm [0,5 mm de raio]. Isto deve-se ao facto de a redução do tamanho abaixo de 1 mm aumentar a pressão de solvatação, dando origem a um aumento da solubilidade, e também causar a rutura da interação soluto-soluto, o que facilita o processo de solubilização[13].

$$\log\frac{C_S}{C_\infty} = \frac{2\sigma V}{2.303RT\rho r}$$

em que Cs é a solubilidade saturada,

CoT é a solubilidade de um sólido constituído por partículas grandes,

V é o volume molar das partículas,

R é a constante dos gases, T é a temperatura absoluta, r é a densidade do sólido, r é o raio da partícula.

Embora a redução do tamanho das partículas abaixo de 1 mm seja adequada para melhorar a solubilidade, as tecnologias de partículas foram agora desenvolvidas para reduzir o tamanho das partículas para a gama de tamanhos nanométricos. A redução convencional do tamanho das partículas continua a ser um procedimento básico de redução do tamanho, mas as técnicas de redução do tamanho das partículas envolvem agora a nanotecnologia e a nanosização, que estão a ser amplamente estudadas para as abordagens de formulação de medicamentos com fraca solubilidade aquosa.

2.1.1 micronização mecânica /nanosização -

A micronização é uma técnica convencional para a redução do tamanho das partículas e é um método comummente utilizado para aumentar a solubilidade dos fármacos BCS classe II. É uma técnica simples que se refere à transferência do pó grosseiro do fármaco para um pó ultrafino com um tamanho médio de partícula na gama de 2 -5 mm e apenas uma fração muito pequena das partículas se situa abaixo da gama de tamanho de 1 mm[14].

A micronização não aumenta a solubilidade de equilíbrio do fármaco em si, mas aumenta a taxa de dissolução através do aumento da área de superfície em relação ao fármaco, através da qual o ingrediente ativo se pode dissolver ou difundir a partir das partículas do fármaco. A redução convencional do tamanho dos produtos farmacêuticos é efectuada por cominuição mecânica, como a trituração, a moagem e a trituração de partículas maiores previamente formadas. A redução de tamanho nestes processos ocorre por pressão, fricção, atrito, impacto ou cisalhamento. Os moinhos de jato, os moinhos de bolas e a homogeneização a alta pressão são normalmente utilizados para a micronização mecânica de fármacos e a moagem a seco num moinho de energia fluida (moinho de jato) é a técnica de micronização mais preferida[15]. Todos estes métodos de redução do tamanho foram referidos em vários estudos como tendo aumentado a dissolução e a biodisponibilidade de fármacos pouco solúveis em meio aquoso, diminuindo o seu tamanho e aumentando a área de superfície dos fármacos.

2.1.1.1 fresagem a jato -

Um moinho de jato de fluido utiliza a energia do fluido (ar a alta pressão) para obter uma moagem ultra fina de pós farmacêuticos. Tem várias vantagens, como o facto de ser um processo seco, a redução do tamanho de partículas micronizadas com distribuições de tamanho estreitas, a ausência de contaminação e é adequado para medicamentos sensíveis ao calor. [16]. Num estudo realizado por Jinno et al., a taxa de dissolução in vitro de um fármaco pouco solúvel, o cilostazol, foi melhorada por moagem e observou-se um aumento moderado da biodisponibilidade na absorção de uma suspensão de cilostazol produzida por moagem a jato[17]. No entanto, no mesmo estudo, foram observados aumentos notavelmente mais elevados na biodisponibilidade de uma suspensão de nanocristais de cilostazol, o que sugere que a redução do tamanho das partículas do fármaco para a gama nanométrica é mais eficaz para aumentar a biodisponibilidade de fármacos com fraca solubilidade aquosa.

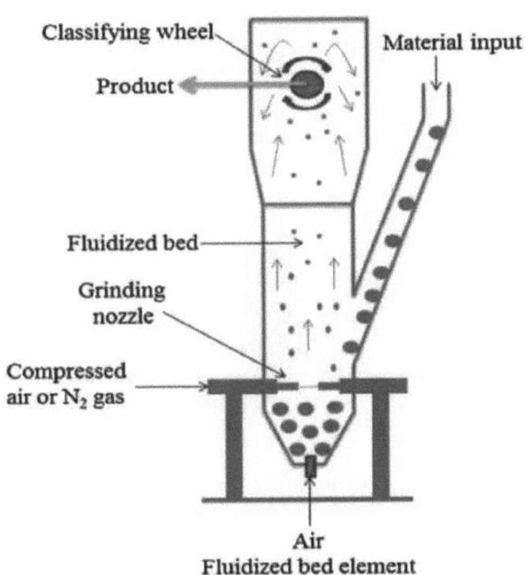

Fig. 2 - Diagrama esquemático de um moinho de jato farmacêutico

2.1.1.2 moagem de bolas -

Em 1995, Liversidge e Cundy referiram que a moagem de bolas podia ser utilizada para preparar a formulação nanoparticulada de um fármaco pouco solúvel em água, o danazol, que apresentava uma biodisponibilidade melhorada em cães beagle, quando comparada com a de uma suspensão aquosa de partículas convencionais de danazol[18]. A técnica de moagem de bolas para redução do tamanho é também essencial na preparação de pós amorfos de fármacos, se moídos juntamente com compostos poliméricos, tal como sugerido por Patterson et al. em 2006. A preparação da forma amorfa é uma abordagem essencial para melhorar a dissolução dos fármacos, uma vez que o estado amorfo é mais facilmente solúvel do que a forma cristalina devido à maior energia livre de Gibbs na forma amorfa [19]. No seu trabalho, Patterson et al. utilizaram três fármacos pouco solúveis em água (carbamazepina, dipiridamol e indometacina) com um polímero polivinilpirrolidona K30 (PVP K30) numa proporção de 1:2 fármaco-polímero para preparar soluções vítreas dos fármacos. A solução vítrea foi referida como um sólido amorfo no qual o soluto (fármaco) estava disperso no solvente sólido (polímero) a nível molecular [20]. A utilização de um moinho de bolas para preparar as soluções vítreas revelou-se eficaz na produção de uma única fase amorfa homogénea, e as taxas de dissolução também se revelaram mais elevadas quando comparadas com as soluções vítreas dos mesmos fármacos preparadas por secagem por pulverização. Isto sugere a aplicabilidade da técnica de moagem de bolas para produzir preparações amorfas homogéneas de fármacos pouco solúveis, e pode ser uma abordagem importante para melhorar a solubilidade desses fármacos.

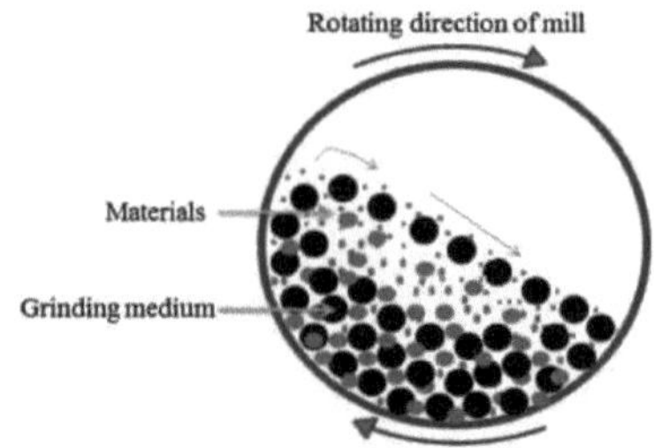

Fig. 3 - Diagrama esquemático de um moinho de bolas

2.1.1.3 homogeneização a alta pressão -

A homogeneização a alta pressão [HPH], uma tecnologia top down, é uma técnica amplamente utilizada para preparar nanosuspensões de fármacos com fraca solubilidade em água. Foi relatada a sua utilização para melhorar a taxa de dissolução e a biodisponibilidade de vários fármacos pouco solúveis em água, como a espironolactona, a budesonida e o omeprazol, através de uma redução efectiva do tamanho para a gama nanométrica [21]. A HPH também é conhecida por ultrapassar as desvantagens dos métodos convencionais de redução de tamanho, como a amorfização, a transformação de polimorfos e a contaminação por metais devido à elevada energia mecânica associada aos processos de moagem convencionais [22]. A homogeneização a alta pressão [HPH], uma tecnologia top down, é uma técnica amplamente utilizada para preparar nanosuspensões de fármacos com fraca solubilidade em água. Foi relatado que a sua utilização melhorou a taxa de dissolução e a biodisponibilidade de vários fármacos pouco solúveis em água, como a espironolactona, a budesonida e o omeprazol, através de uma redução efectiva do tamanho para a gama nanométrica. A HPH também é conhecida por ultrapassar as desvantagens dos métodos convencionais de redução de tamanho, como a amorfização, a transformação de polimorfos e a contaminação por metais devido à elevada energia mecânica associada aos processos de moagem convencionais. Por este motivo, a HPH é particularmente vantajosa para a cominuição de partículas de fármacos. Para além da sua aplicabilidade em formas de dosagem orais, a HPH também tem sido amplamente utilizada na formulação de formulações parenterais de fármacos pouco solúveis em água. Este processo é considerado adequado para formulações parentéricas, uma vez que não há risco de contaminação dos meios de moagem e o ambiente de alta pressão é capaz de proteger contra a contaminação microbiana, eliminando potenciais contaminantes[23]. Muller e Peters demonstraram com êxito, em 1998, que a HPH pode ser utilizada para formular nanosuspensões de fármacos pouco solúveis, como a prednisolona e a carbamazepina, que podem ser consideradas aceitáveis para administração parentérica[24].

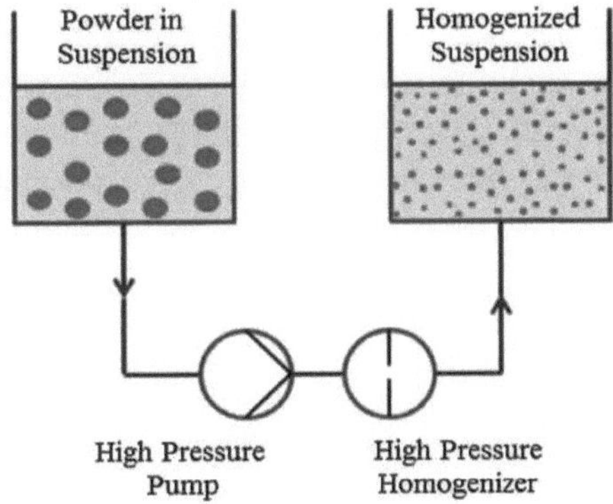

Fig. 4 - Esquema do processo de homogeneização a alta pressão

2.1.2 Controlo de tamanho de partículas concebido -

Embora as técnicas convencionais de redução de tamanho sejam convenientes e simples, são por vezes indesejáveis e desfavoráveis, dependendo dos tipos de substâncias medicamentosas e das partículas a micronizar. As técnicas de moagem convencionais, em particular, são consideradas processos não controlados que têm limitações no controlo do tamanho, da forma, da morfologia, das propriedades da superfície e da carga eletrostática e conduzem a formas de partículas heterogéneas ou mesmo a partículas aglomeradas como produto final [25]. Para ultrapassar estas limitações e controlar especificamente as propriedades das partículas, foram desenvolvidas várias técnicas de engenharia de partículas como alternativa, que são utilizadas para produzir o tamanho de partícula necessário e controlar cuidadosamente as propriedades das partículas. Estas novas tecnologias de engenharia de partículas, como os processos de pulverização criogénica e os processos de engenharia de cristais, são novos métodos de produção de partículas nanométricas de fármacos, numa tentativa de reduzir o tamanho das partículas e aumentar a solubilidade, a dissolução e, consequentemente, a biodisponibilidade dos fármacos com fraca solubilidade aquosa.

2.1.2.1 Método Criogénico -

Os processos de pulverização criogénica são novas técnicas de redução de tamanho que podem ser utilizadas para aumentar a taxa de dissolução de fármacos pouco solúveis através da criação de partículas amorfas nanoestruturadas com elevado grau de porosidade a temperaturas muito baixas. Estes processos criogénicos podem também ser seguidos por vários processos de secagem, como a liofilização por pulverização, a liofilização atmosférica, a liofilização sob vácuo e a liofilização para produzir pós secos[26].

Existem vários tipos de técnicas de pulverização criogénica, tais como

2.1.2.1.1 Congelação por pulverização em fluidos criogénicos:

Briggs e Maxvell inventaram o processo de congelação por pulverização em fluidos criogénicos. Nesta técnica, o fármaco e o veículo (manitol, maltose, lactose, inositol ou dextrano) foram dissolvidos em água e atomizados acima da superfície de um refrigerante de fluorocarbono agitado em ebulição. A sonda de sonicação pode ser colocada no refrigerante agitado para aumentar a dispersão da solução aquosa.

2.1.2.1.2 Congelação por pulverização em líquidos criogénicos (SFL):

A tecnologia de engenharia de partículas SFL tem sido utilizada para produzir agregados nanoestruturados amorfos de pó de fármaco com elevada área de superfície e boa molhabilidade. Incorpora o impacto direto líquido-líquido entre a solução de alimentação automatizada e o líquido criogénico para proporcionar uma atomização intensa em micro gotículas e, consequentemente, taxas de congelação significativamente mais rápidas. As partículas congeladas são então liofilizadas para obter pós micronizados secos e de fluxo livre.

2.1.2.1.3 Congelação por pulverização em vapor sobre líquido (SFV/L):

A congelação de soluções de fármacos em vapores de fluidos criogénicos e a subsequente remoção do solvente congelado produz partículas finas de fármacos com elevada molhabilidade. Durante a SFV/L, as gotículas atomizadas começam normalmente a congelar na fase de vapor antes de entrarem em contacto com o líquido criogénico. À medida que o solvente congela, o fármaco torna-se supersaturado nas regiões não congeladas da gota atomizada, pelo que as partículas finas de fármaco podem nuclear-se e crescer.

2.1.2.1.4 Congelação ultra-rápida (URFJ):

A congelação ultra-rápida é uma nova tecnologia criogénica que cria partículas de fármaco nanoestruturadas com uma área de superfície muito melhorada e a morfologia de superfície desejada, utilizando substâncias criogénicas sólidas. A aplicação de uma solução de fármaco à superfície sólida de um substrato criogénico conduz a uma congelação instantânea e a subsequente liofilização (para remoção do solvente) forma um pó de fármaco micronizado com uma solubilidade melhorada. A congelação ultra-rápida impede a separação de fases e a cristalização dos ingredientes farmacêuticos, conduzindo a dispersões sólidas amorfas, intimamente misturadas, e a soluções sólidas[27].

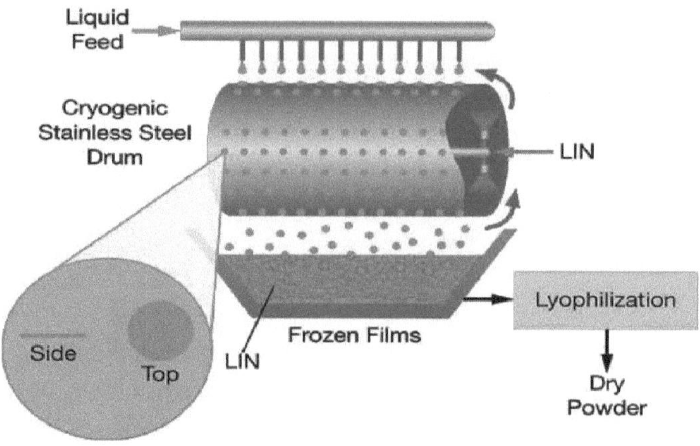

Fig- 5 Processo de congelação criogénica

2.1.2.2 Engenharia de cristais farmacêuticos

As tecnologias de engenharia de cristais podem ser aplicadas a substâncias farmacêuticas para melhorar a solubilidade do fármaco através de processos de cristalização controlados, tais como a formação de co-cristais, polimorfos metaestáveis, formas amorfas de alta energia e partículas ultrafinas. Os co-cristais farmacêuticos são uma classe adicional de sólidos cristalinos que, quando incorporados em formas de dosagem, podem proporcionar opções para melhorar as propriedades. A formação de co-cristais pode ser uma alternativa à formação de sais no caso de compostos neutros ou com grupos fracamente ionizáveis[28]. Num desses casos, foi identificado um complexo molecular cristalino (ácido glutárico) e um IFA, que foi utilizado para demonstrar uma melhoria da biodisponibilidade oral do IFA em cães. A utilização do cocristal aumentou a taxa de dissolução aquosa até 18 vezes em comparação com a forma cristalina homomérica do mesmo medicamento. Outra aplicação da engenharia de cristais na tecnologia farmacêutica é a preparação de nanocristais farmacêuticos. Os nanocristais farmacêuticos são nanopartículas com carácter cristalino que estão a ganhar popularidade devido à sua capacidade de aumentar a solubilidade de saturação e a velocidade de dissolução em virtude do aumento da área de superfície.

A tecnologia de nanocristais tem a vantagem de aumentar a solubilidade e a dissolução, o que contribui para uma rápida absorção e um rápido início de ação do fármaco e, além disso, permite que a formulação seja desenvolvida sem a utilização de tensioactivos, o que, por vezes, é vantajoso para reduzir os efeitos indesejáveis de alguns excipientes[29]. Na presença de um excipiente auto-emulsionante gelucire 44/14, todos estes três métodos foram capazes de reduzir o tamanho do cristal do fármaco e aumentar a dissolução do fármaco modelo febantel. Mas no caso de outro medicamento modelo, o itraconazol, apenas a precipitação por fusão ultra-sónica foi capaz de reduzir o tamanho, mas este método também produziu uma fração de substâncias no estado amorfo, o que era desejável.

2.2 Tecnologias de partículas para melhorar a biodisponibilidade -

2.2.1 Sistema auto-emulsionante -

Os SEDDS ou SMEDDS são um método importante para melhorar a solubilidade e a biodisponibilidade de medicamentos pouco solúveis em água. Os SEDDS são definidos como uma mistura isotrópica de óleos naturais ou sintéticos, tensioactivos sólidos ou líquidos, ou alternativos, um ou mais solventes hidrofílicos e co-solventes/surfactantes. [30]Os SEDDS produzem normalmente emulsões com uma dimensão de gotícula entre 100-300 nm, enquanto os sistemas auto-microemulsionantes de administração de medicamentos [SMEDDS] formam microemulsões transparentes com uma dimensão de gotícula inferior a 50 nm. Após uma ligeira agitação seguida de diluição em meios aquosos, como os fluidos GI, estes sistemas podem formar emulsões finas de óleo em água [o/w] ou microemulsões

As formulações auto-emulsionantes espalham-se facilmente no trato gastrointestinal e a motilidade digestiva do estômago e do intestino proporcionam a agitação necessária para a auto-emulsificação. Quando comparadas com as emulsões, que são formas dispersas sensíveis e metaestáveis, as SEDDS são formulações fisicamente estáveis e fáceis de fabricar.

A composição do sistema auto-emulsionante é uma combinação simples de fármaco, óleos, tensioativo e co-solvente ou co-solvente.

O processo de auto-emulsificação depende de: [31]

- A natureza do óleo e do tensioativo.
- A concentração do tensioativo.
- A temperatura a que ocorre a auto-emulsificação.

Mecanismo de auto-emulsificação: [30]

A auto-emulsificação ocorre quando a mudança de entropia que favorece a dispersão é maior do que a energia necessária para aumentar a área de superfície da dispersão. A energia livre na formação da microemulsão é diretamente proporcional à energia necessária para criar uma nova superfície entre as duas fases, e é dada pela equação;

$$\Delta G = \sum_{i} N_i \pi r_i^2 \sigma$$

Onde;
G é a energia livre associada ao processo
N é o número de gotículas de raio **r**,
S representa a energia interfacial.

O tipo de forma de dosagem auto-emulsionante inclui comprimidos auto-emulsionantes, cápsulas, pellets, dispersão sólida, pó, etc. O método utilizado para a preparação do sistema auto-emulsionante é a granulação por fusão, a secagem por pulverização, o enchimento de cápsulas e a extrusão por fusão, etc.

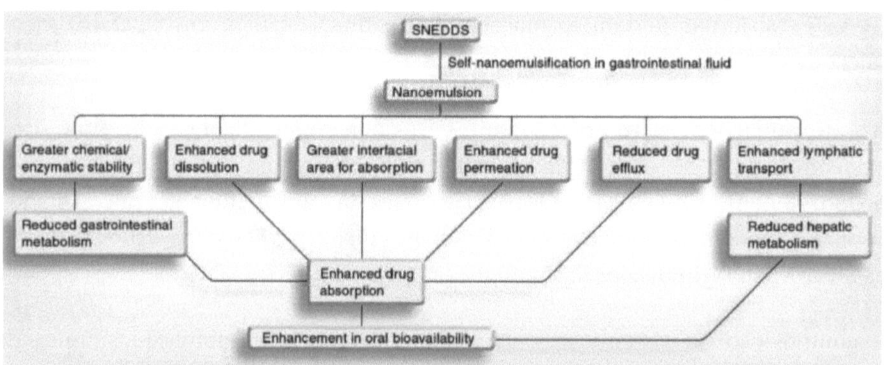

Fig - 6 Vantagens do sistema auto-emulsionante

Desvantagens do sistema auto-emulsionante: a.] A elevada concentração de tensioativo irrita o TGI.

b.] Instabilidade química do fármaco e do tensioativo na formulação.

2.2.2 Complexo de inclusão com ciclodextrinas -[32]

As ciclodextrinas são uma família de oligossacáridos cíclicos derivados do amido que contêm unidades de a-D-glucopiranose ligadas a (a-l,4) e têm uma superfície exterior hidrofílica e uma cavidade central lipofílica. As ciclodextrinas são amplamente analisadas pelas suas vastas aplicações na conceção de formulações farmacêuticas, incluindo a sua principal utilização como solubilizante para fármacos pouco solúveis. Nos processos de formulação farmacêutica, as ciclodextrinas são solubilizantes úteis, permitindo formas de dosagem orais e parenterais líquidas e podem aumentar a solubilidade aparente do composto, levando ao correspondente aumento da dissolução e da biodisponibilidade.

Os complexos de inclusão com ciclodextrina são formados pela inserção da molécula não polar ou da região não polar de uma molécula na cavidade de outra molécula ou grupo de moléculas. Não há forças envolvidas entre elas e, portanto, não há ligação, também chamados de complexos sem ligação.

Os derivados da R-ciclodextrina com maior solubilidade em água (por exemplo, hidroxipropil-R-ciclodextrina HP-R-CD) são mais frequentemente utilizados em formulações farmacêuticas.

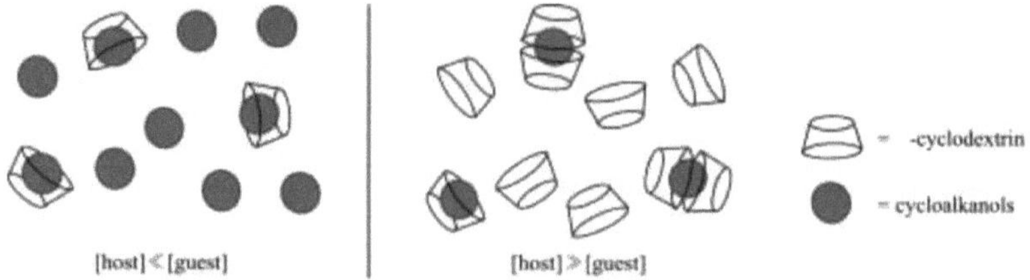

Cyclohexanol, cycloheptanol, and cyclooctanol form 1:1 and 2:1 (host : guest) inclusion complexes with -CD under the existence of excessive amount of -CD. The smaller ring-sized cycloalkanols, cyclobutanol and cyclopentanol, form only 1:1 inclusion complex with -CD. These facts were revealed by ^{1}H and ^{13}C NMR titration methods. The molecular orientation of the 2:1 inclusion complex was estimated to be formed by the tail-to-tail manner.

Fig - 7 Cristais de ciclodextrinas

Os complexos de inclusão sólida podem ser preparados utilizando os seguintes métodos: [33]

2.2.2.1 Método de amassadura:

Este método baseia-se na impregnação dos CDs com uma pequena quantidade de água ou de soluções hidroalcoólicas para os converter numa pasta. O medicamento é então adicionado à pasta acima referida e amassado durante um período de tempo especificado. A mistura amassada é depois seca e passada por um peneiro.

2.2.2.2 Co-precipitação:

Neste método, é adicionada à solução de CD a quantidade necessária de fármaco. O complexo é mantido sob agitação magnética com parâmetros de processo controlados. O complexo é protegido da luz. O precipitado formado é separado por filtração em vácuo e seco à temperatura ambiente, a fim de evitar a perda de água da estrutura do complexo de inclusão. Este método é aplicável à indústria.

2.2.2.3 Método de mistura física:

Trata-se de um método de trituração simples. Neste método, os CDs e o fármaco são misturados cuidadosamente y trituração num almofariz e passam por um crivo adequado para obter o tamanho de partícula desejado no produto final.

1.1.2 *A Método de neutralização:*

Neste método, ocorre a precipitação dos compostos de inclusão através da técnica de neutralização. Neste caso, dissolve-se o fármaco em soluções alcalinas como o hidróxido de sódio/amónio e mistura-se com uma solução aquosa de CDs. Obtém-se uma solução límpida. Esta solução é neutralizada sob agitação com uma solução de ácido clorídrico até atingir o ponto de equivalência. Neste momento, forma-se um precipitado branco. Este precipitado é filtrado e seco.

1.1.2.5 ***Técnica de fresagem/co-moagem:***

Utilizando este método, são preparados compostos sólidos de inclusão binária de fármaco e CD. Neste método, o fármaco e os CD são misturados intimamente e a mistura física é introduzida num moinho oscilatório e triturada durante um período de tempo adequado. O moinho de bolas também é utilizado para a preparação de complexos binários.

1.1.2.6 ***Técnica de liofilização/congelação:***

A técnica de liofilização/congelação é considerada uma técnica adequada para obter um pó poroso e amorfo com um elevado grau de interação entre o medicamento e o CD. Esta técnica é adequada para substâncias termo-lábeis. Nesta técnica, o sistema solvente da solução é eliminado através de uma congelação primária e a secagem subsequente da solução contendo o fármaco e o CD é efectuada a pressão reduzida.

1.1.2.7 ***Método de irradiação por micro-ondas:***

Nesta técnica, a reação de irradiação por micro-ondas entre o fármaco e o agente complexante tem lugar utilizando um forno de micro-ondas. O fármaco e o CD são dissolvidos numa mistura de água e solvente orgânico, numa proporção especificada, num balão de fundo redondo, numa razão molar definida. A mistura reage durante um curto período de tempo, cerca de um a dois minutos, a 60º C no forno de micro-ondas. Após a conclusão da reação, adiciona-se uma quantidade adequada de mistura de solventes à mistura reacional acima referida para remover o fármaco livre residual não complexado e a CD. O precipitado assim obtido é separado com papel de filtro Whatman e seco em estufa de vácuo a 40º

C durante 48 horas. O método de irradiação por micro-ondas é um método novo para a preparação à escala industrial devido à sua grande vantagem de reduzir o tempo de reação e aumentar o rendimento do produto.

1.1.2.8 *Técnica supercrítica com anti-solvente:* [34]

Na técnica anti-solvente de fluido supercrítico, o dióxido de carbono é utilizado como anti-solvente para o soluto, mas como solvente em relação ao solvente orgânico. A utilização de dióxido de carbono supercrítico é vantajosa, uma vez que a sua baixa temperatura e pressão críticas o tornam atrativo para o processamento de produtos farmacêuticos termolábeis. Este método é importante para melhorar a biodisponibilidade dos compostos farmaceuticamente activos. O dióxido de carbono supercrítico, devido às suas propriedades de melhor transferência de massa e maior poder de solvência, provou ser um novo meio de complexação.

Nesta técnica, em primeiro lugar, o fármaco e a CD são dissolvidos num bom solvente e, em seguida, a solução é introduzida num recipiente sob pressão em condições supercríticas, através de um bocal (ou seja, pulverizada num fluido anti-solvente supercrítico). Quando a solução é pulverizada num fluido supercrítico anti-solvente, o anti-solvente difunde-se rapidamente para esse solvente líquido à medida que o solvente líquido transportador se difunde para o anti-solvente. Devido ao facto de o solvente expandido do fluido supercrítico ter um poder de solvência inferior ao do solvente puro, a mistura torna-se supersaturada, o que resulta na precipitação do soluto e o solvente é arrastado com o fluxo do fluido supercrítico.

1.1.3 miscelânea de polímeros -[35]

As micelas poliméricas têm surgido como potenciais transportadores de fármacos pouco solúveis, solubilizando-os no seu núcleo interno e oferecendo características atractivas, tais como um tamanho geralmente pequeno (100 nm) e uma tendência para evitar a eliminação pelo sistema de fagócitos mononucleares. As micelas poliméricas são partículas com diâmetro inferior a 100 nm formadas por polímeros anfifílicos dispersos num meio aquoso e caracterizadas por uma estrutura núcleo-casca que pode ter uma estrutura de di-bloco A-B ("A" sendo o invólucro de polímero hidrofílico e B sendo o núcleo de polímero hidrofóbico) ou uma estrutura multi-bloco A-B-A de co-polímeros de hidrofobicidade diferente ou um copolímero de enxerto.Assim, numa micela polimérica, os fragmentos hidrofóbicos formam o núcleo da micela, enquanto os fragmentos hidrofílicos formam a coroa da micela. As moléculas não polares são solubilizadas no interior do núcleo hidrofóbico, enquanto as moléculas polares são adsorvidas na superfície da micela e as substâncias com polaridade intermédia são distribuídas ao longo das moléculas tensioactivas em posições intermédias.

A forma das micelas é também determinada pelo comprimento do núcleo hidrofóbico e do coroa hidrofílico. As micelas são esféricas quando o segmento hidrofílico é mais longo do que o bloco central, ao passo que um aumento do comprimento do segmento central para além do comprimento das cadeias formadoras de coroa pode resultar em várias estruturas não esféricas, incluindo hastes e lamelas.

Existem principalmente dois processos diferentes para o carregamento de fármacos nas micelas poliméricas; o primeiro método é o método de dissolução direta e o segundo método é a preparação de micelas carregadas de fármacos por remoção de solventes. O método de dissolução direta é um método simples, utilizado principalmente para copolímeros moderadamente hidrofóbicos. Envolve a dissolução dos copolímeros em bloco juntamente com o fármaco num solvente aquoso, o que pode exigir aquecimento para induzir a miscelização. A segunda categoria de métodos de carregamento de fármacos é aplicada a co-polímeros anfifílicos que não são facilmente solúveis em água e requerem um solvente orgânico comum ao copolímero e ao fármaco.

A formação de micelas depende do procedimento de remoção do solvente, que pode ser um de entre vários métodos, como a diálise, o método de emulsão óleo em água, a moldagem de soluções e a liofilização.

As micelas poliméricas têm várias vantagens como transportadores de fármacos e podem incorporar vários fármacos pouco solúveis, sendo consideradas transportadores de fármacos económicos, seguros e estáveis. O fármaco encapsulado em micelas pode ser direcionado para órgãos ou tecidos de interesse, o que pode ser conseguido através do efeito de permeabilidade e retenção melhoradas [EPR]. A orientação específica de micelas poliméricas é possível através da preparação de copolímeros em bloco sensíveis ao calor ou ao pH e, além disso, uma molécula vetorial, como anticorpos, péptidos, lecitina, sacarídeos, hormonas e alguns compostos de baixo peso molecular, pode ser ligada à superfície das micelas, o que ajuda a orientar contra ligandos específicos no local específico de interesse.

Tabela - 3 Exemplos de solubilidade melhorada de fármacos utilizando o sistema de misturadores poliméricos

-

DRUG	AMPHIPHILIC POLYMER	COMENT
Camptothesin	**Pluronic p-105,d-tocopherol** **Peg 1000 succinate**	**Increased micellar stability & bioavailability** **Increased cytotoxicity**
Docetaxel	**Polyethylene oxide-b-polystyrene oxide**	**Increased solubility**
Griseofulvin	**EmBn (E-oxyethylene,B-oxybutylene)**	**Solubilization independent of B block length, when it exceeds about 15B units**
Pacletaxel	**N-octyl-o-sulfate chitosan**	**Improved bioavailability & reduce cytotoxicity**

1.1.4 *Lipossomas liofilizados,* - *[36]*

Os lipossomas são vesículas fosfolipídicas, constituídas por uma bicamada fosfolipídica que envolve um compartimento aquoso e podem dissolver fármacos lipofílicos no seu domínio lipídico. Devido às suas características bifásicas e à diversidade da sua conceção e composição, constituem uma tecnologia dinâmica e adaptável para aumentar a solubilidade dos fármacos. O encapsulamento ou aprisionamento de fármacos em lipossomas resulta em alterações distintas nas propriedades farmacocinéticas e farmacodinâmicas dos fármacos livres, contribuindo também para diminuir a toxicidade e, em alguns casos, aumentar a eficácia terapêutica. No entanto, uma das sérias limitações à aplicabilidade dos lipossomas como sistemas de administração de fármacos está associada à sua fraca estabilidade durante o armazenamento.

As formulações lipossómicas podem, assim, ser estabilizadas pelo processo de liofilização para obter pós secos com sirolimus [rapamicina], tendo-se verificado que apresentam uma estabilidade superior após a reconstituição quando comparadas com o produto de suspensão convencional do mesmo fármaco e que a estabilidade da formulação foi ainda melhor quando a dextrose foi utilizada como lioprotector durante a liofilização.
Isto sugere que a liofilização pode ser uma abordagem eficaz para lidar com os problemas de estabilidade das formulações lipossómicas e que uma variedade de açúcares, como a dextrose, a sacarose e a trealose, podem ser utilizados como lioprotectores. O sistema de lipossomas liofilizados é uma abordagem promissora para a formulação de fármacos com fraca solubilidade aquosa, bem como para aumentar a estabilidade da formulação lipossómica. A incorporação lipossómica de fármacos pouco solúveis seguida de uma abordagem de liofilização pode produzir uma forma em pó do fármaco que pode ser facilmente solubilizada em água. Esta tecnologia de partículas pode ainda ser explorada para formular uma vasta gama de agentes terapêuticos insolúveis em água.

1.1.5 Nanopartículas lipídicas sólidas (SLNs)-[37]

As nanopartículas lipídicas sólidas (SLN) são sistemas coloidais de transporte de fármacos semelhantes a nanoemulsões, mas que diferem na sua natureza lipídica, em que a parte lipídica líquida das emulsões é substituída por um lípido sólido à temperatura ambiente, como glicéridos ou ceras com elevado ponto de fusão. O interesse pelas SLN como nova tecnologia de partículas tem vindo a aumentar recentemente devido ao seu potencial como sistema de transporte alternativo aos transportadores coloidais tradicionais, como as emulsões, os lipossomas e as micro e nanopartículas poliméricas, e também devido à possibilidade de serem utilizadas em várias vias de administração de medicamentos.Entre os vários métodos de preparação de SLN, tais como HPH (homogeneização a frio e a quente), quebra de microemulsão o/w, emulsificação-evaporação de solvente ou emulsificação-difusão de solvente, injeção de solvente, emulsão dupla água-em-óleo-em-água (w/o/w), homogeneização de alto cisalhamento e/ou dispersão ultra-sónica, o método de homogeneização a alta pressão é considerado o método mais eficaz de preparação de SLN. As SLNs preparadas por homogeneização a alta pressão têm várias vantagens: distribuição estreita do tamanho das partículas, elevado teor de partículas nas dispersões, não utilização de solventes orgânicos e viabilidade de aumento de escala.

Foram efectuados vários estudos para investigar a eficácia do SLN no aumento da solubilidade de fármacos pouco solúveis em água. Num estudo realizado para melhorar a biodisponibilidade oral de um fármaco pouco solúvel, o ácido all-trans-retinóico (ATRA), através da incorporação em SLN, verificou-se que as formulações SLN aumentavam significativamente a absorção de ATRA, sugerindo que os SLN podem constituir uma abordagem eficaz para melhorar a biodisponibilidade oral de fármacos pouco solúveis. Noutro estudo destinado a preparar SLN de um fármaco hidrofóbico, a tretinoína, pelo método de emulsificação-ultrassons, verificou-se que a libertação do fármaco a partir da formulação SLN demonstrou uma libertação sustentada/prolongada do fármaco a partir do SLN e o produto revelou-se estável durante 3 meses a 4 _C. Isto prova a possibilidade da tecnologia SLN na formulação de formas de dosagem sustentadas e prolongadas de fármacos hidrofóbicos. A tecnologia SLN pode ser considerada como uma nova abordagem que pode ser utilizada para vários outros fármacos, bem como para novas entidades medicamentosas insolúveis em água, para as formular em várias formas de dosagem com biodisponibilidade melhorada.

Quadro 4 - Tecnologias de partículas, métodos envolvidos e exemplos.

Particle Technology	Method	Example Drugs
Mechanical Micronization	Jet milling	Cilostazol , Ibuprofen
	Ball milling	Danazol , Carbamazepine, Dypyridamole, Indomethacin
	High pressure homogenization (HPH)	Prednisolone, Carbamazepine Nifedipine
Particle size reduction by novel particle engineering	Cryogenic spraying process Spray freezing into liquid	Danazol , Carbamazepine
	Crystal engineering	Glibenclamide , Febantel, Itrazonazole
Solid SEDDS technology	Spray drying, In situ salt formation, Solidification with polymers.	Nimodipine , Flurbiprofen Dexibuprofen , Docetaxel Crucumin , Meloxicam Fenofibrate , Ibuprofen
Co1mplexation with cyclodextrins	Freeze-drying, vacuum evaporation, kneading	Praziquantel Bifonazole, Clotrimazole Celecoxib
Polymeric micelles	Dialysis, freeze-drying	Paclitaxel , Etoposide, Docetaxel, 17-AAG Amphotericin B
Freezeedried liposomes	Freeze-drying	Sirolomus (Rapamycin) Paclitaxel
Solid lipid nanoparticles	HPH, solvent emulsification-evaporation/diffusion	All trans-retinoic acid Tretinoin

2.3 DISPERSÕES SÓLIDAS -[38]

O conceito de dispersões sólidas foi originalmente proposto por Sekiguchi e Obi, que investigaram a geração e o desempenho da dissolução de fundidos eutécticos de um fármaco sulfonamida e de um veículo solúvel em água no início da década de 1960 [22]. As dispersões sólidas representam uma técnica farmacêutica útil para aumentar a dissolução, a absorção e a eficácia terapêutica de fármacos em formas de dosagem. O termo dispersão sólida refere-se a um grupo de produtos sólidos que consistem em pelo menos dois componentes diferentes, geralmente uma matriz hidrofílica e um fármaco hidrofóbico.

Os transportadores hidrofílicos mais utilizados para dispersões sólidas incluem polivinilpirrolidona (Povidona, PVP), polietilenoglicóis [PEGs], Plasdone-S630. Os tensioactivos como o Tween-80, o docusato de sódio, o Myrj-52, o Pluronic-F68 e o lauril sulfato de sódio [SLS] também têm lugar na formulação de dispersões sólidas.

A solubilidade do celecoxib, da halofantrina e do ritonavir pode ser melhorada por dispersão sólida utilizando transportadores hidrofílicos adequados, como o celecoxib com povidona [PVP] e o ritonavir com gelucire.

Vantagens da dispersão sólida:

ƒ Redução do tamanho das partículas: a utilização de diferentes transportadores na dispersão sólida reduz o tamanho das partículas do fármaco, o que melhora a solubilidade e a biodisponibilidade.

ƒ Melhorar a molhabilidade da partícula: a dispersão sólida melhora a molhabilidade da partícula.

f Melhorar a porosidade: As dispersões sólidas que contêm polímeros lineares produzem partículas maiores e mais porosas do que as que contêm polímeros reticulares e, por conseguinte, resultam numa taxa de dissolução mais elevada

J Melhorar a dissolução que, em última análise, melhora a solubilidade e a biodisponibilidade.

Desvantagens da dispersão sólida:

- Instabilidade devido ao teor de humidade.
- Dificuldade de incorporação na formulação de formas de dosagem.

São aqui enumeradas várias técnicas para preparar a dispersão sólida de fármacos hidrofóbicos com o objetivo de melhorar a sua solubilidade aquosa:

2.3.1 *Processo de fusão* [39]

No método de preparação por fusão, o veículo é aquecido a uma temperatura imediatamente superior ao seu ponto de fusão e o fármaco é incorporado na matriz. A mistura é arrefecida com agitação constante para dispersar homogeneamente o fármaco na matriz. Se o fármaco tiver um elevado grau de solubilidade no veículo, o fármaco pode permanecer "dissolvido" no estado sólido, dando origem ao que se designa por solução sólida. A redução do tamanho das partículas nestas condições prossegue até ao nível máximo, conduzindo à dispersão molecular do fármaco na matriz do veículo. Estes sistemas apresentam taxas de dissolução do fármaco muito elevadas em comparação com as amostras de controlo. Se, por outro lado, a solubilidade do fármaco no estado sólido não for tão elevada, os cristalitos do fármaco ficam dispersos na matriz. Estes sistemas apresentam apenas aumentos moderados nas taxas de dissolução.

Um terceiro mecanismo é a conversão de um fármaco numa forma amorfa na presença da matriz, apresentando novamente diferentes taxas de dissolução e solubilidade. Outros factores que podem desempenhar um papel incluem o efeito solubilizante conferido pelo próprio transportador, a melhoria da humidificação ou a diminuição da hidrofobicidade da superfície, a complexação e a cristalização do fármaco numa forma polimórfica metaestável com propriedades termodinâmicas alteradas.

Uma limitação importante do método de preparação por fusão é a exposição dos fármacos a temperaturas elevadas, particularmente se o transportador for um sólido de elevada fusão e o fármaco for sensível ao calor.

2.3.2 *Método do solvente [40]*

No método de preparação por solvente, o veículo e o ingrediente ativo são dissolvidos num solvente orgânico adequado. Este solvente é evaporado a uma temperatura elevada ou sob vácuo. À medida que o solvente vai sendo removido, ocorre uma super-saturação seguida de precipitação simultânea dos constituintes, resultando num resíduo sólido. O co precipitado é então seco sob vácuo para expulsar qualquer solvente que adira livremente à superfície da partícula. No entanto, existe a possibilidade de formação de um solvente no interior da rede cristalina. Isto representa um problema em termos de aceitação farmacêutica, uma vez que a maioria dos solventes utilizados são não aquosos [orgânicos] e tóxicos. Por conseguinte, está implícita a remoção mesmo de quantidades vestigiais do solvente. Técnicas altamente sensíveis, como a calorimetria diferencial de varrimento [DSC], a análise térmica diferencial [DTA], a análise termogravimétrica [TGA] e procedimentos menos sensíveis, como a gravimetria e a espetroscopia, podem ser utilizadas para demonstrar a remoção completa do solvente.

2.3.3 *Fusão-SolventMethod*

Nos métodos de fusão, o(s) veículo(s) é(são) fundido(s) e o(s) fármaco(s) é(são) incorporado(s) sob a forma de uma solução. Se o suporte for capaz de reter uma certa proporção de líquido, mas mantendo as suas propriedades sólidas, e se o líquido for inócuo, a necessidade de remoção do solvente é eliminada. Este método é particularmente útil para fármacos que têm pontos de fusão elevados ou que são termo-lábeis. A viabilidade do método foi demonstrada para dispersões de espironolactona e griseofulvina em polietilenoglicol 6000.

2.3.4 *Secagem por pulverização [40]*

Neste tipo de preparação, o veículo e o ingrediente ativo são dissolvidos ou suspensos num solvente adequado. Este solvente é evaporado por secagem, aplicando uma corrente de ar aquecido para remover o solvente. Devido à grande área de superfície das gotículas, o solvente evapora-se rapidamente e forma-se rapidamente uma dispersão sólida.

2.3.5 *Liofilização (Método de secagem por congelação por pulverização)* -*[4i]*

Este método é utilizado para evitar o aquecimento durante a preparação de fármacos termossensíveis para preparar dispersões sólidas à temperatura ambiente, o que foi significativamente desenvolvido pelo trabalho de investigação de William III. A tecnologia SFD envolve a atomização de um líquido de alimentação contendo APIs pouco solúveis em água ou insolúveis e excipientes diretamente num líquido criogénico à temperatura ambiente para produzir um pó micronizado congelado que é subsequentemente seco. Este processo oferece uma variedade de vantagens em comparação com as tecnologias tradicionais para dispersões sólidas, incluindo uma estrutura amorfa e uma área de superfície elevada.

2.3.6 *Extrusão a quente* -*[42]*

É um método muito comum utilizado na indústria dos polímeros. Uma extrusão por fusão é constituída pelas seguintes secções: Uma abertura para alimentar as matérias-primas, um cilindro aquecido que consiste em parafusos de extrusão para transportar e misturar os materiais alimentados e uma porta de saída, que consiste numa matriz opcional para dar forma à massa de extrusão. Os ingredientes activos e o suporte são introduzidos no cilindro aquecido da extrusora a um ritmo constante. Quando a mistura do ingrediente ativo e do agente de transporte é transportada através de parafusos aquecidos, é transformada no seu "estado fluido". Este estado permite uma mistura íntima e homogénea através do elevado cisalhamento dos parafusos da extrusora. Uma porta de saída, que consiste numa matriz opcional, molda a massa fundida na forma pretendida, como grânulos, pellets, películas ou pó. Uma vantagem importante do método de extrusão a quente é o facto de a mistura fármaco/transportador só ser sujeita a uma temperatura elevada durante cerca de um minuto, o que permite o processamento de fármacos que são algo termolábeis.

2.3.7 *Método de co-precipitação:*

A co-precipitação é uma técnica reconhecida para aumentar a dissolução de fármacos pouco solúveis em água, de modo a melhorar consequentemente a biodisponibilidade. Neste método, adiciona-se gota a gota um não solvente à solução de fármaco e veículo, sob agitação constante. No decurso da adição do não-solvente, o fármaco e o veículo são co-precipitados para formar micropartículas. No final, a suspensão de micropartículas resultante é filtrada e seca. A solução foi primeiro seca sob vácuo à temperatura ambiente e mantida numa incubadora [370c] durante 12 horas. Finalmente, foi passada através de peneiras 41.

2.3.8 *Electrofiação:*

A electrofiação é um processo no qual as fibras sólidas são produzidas a partir de uma solução de fluxo de fluido polimérico ou de uma massa fundida fornecida através de um bocal à escala milimétrica. Este processo envolve a aplicação de um forte campo eletrostático sobre um capilar condutor ligado a um reservatório que contém uma solução ou fusão de polímero e uma tela de recolha condutora. Ao aumentar a intensidade do campo eletrostático até um valor crítico, mas sem o exceder, as espécies de carga acumuladas na superfície de uma gota pendente desestabilizam a forma hemisférica, transformando-a numa forma cónica [vulgarmente conhecida como cone de Taylor]. Para além do valor crítico, um jato de polímero carregado é ejectado do vértice do cone. O jato carregado ejectado é então transportado para o ecrã de recolha através da força eletrostática. A força de repulsão cólica é responsável pelo afinamento do jato carregado durante a sua trajetória até ao crivo de recolha. O afinamento do jato carregado é limitado pelo aumento da viscosidade, à medida que o jato carregado é seco. Esta técnica tem um enorme potencial para a preparação de nanofibras e para o controlo da libertação de biomedicamentos, uma vez que é a mais simples e barata, podendo ser utilizada no futuro para a preparação de dispersões sólidas.

Quadro - 5 Formulações comercializadas de dispersões sólidas -

Product/Substance	Dispersion Polymer or Carrier	Technology used	Company
Gris-PEG ® (Griseofulvin)	Polyethylene glycol	Melt process, exact process unknown	Novartis
Sproramax capsules (Itraconazole)	Hydroxypropyl methylcellulose (HPMC)	Spray layering	Janseen Pharmaceutica
Cesamet® (Nabilone)	Providone	Process unknown	Lilly
Kaletra (Lopinavir and ritonavir)	Polyvinylpyrolidone (PVP)/polyvinyl acetate	Melt - extrusion	Abbot Laboratories
Ibuprofen	Various	Melt - extrusion	Soliqs
Isoptin SRE-240 (Verapamil)	Various	Melt-extrusion	Soliqs
LCP-Tacro (Tracrolimus)	HPMC	Melt-granulation	Life Cycle Pharma
Intelence (Etravirine)	HPMC	Spray drying	Tibotec
Certican (Everolimus)	HPMC	Melt or spray drying	Novartis
Afeditab (Nifedipine)	Poloxomer or PVP	Melt/absorb on carrier	Elan Corp.

2.4 CO-SOLVÊNCIA-

A solubilidade de um fármaco pouco solúvel em água pode ser aumentada frequentemente pela adição de um solvente miscível em água, no qual o fármaco tem boa solubilidade, conhecido como co-solventes [43] Os co-solventes são misturas de água e um ou mais solventes miscíveis em água utilizados para criar uma solução com maior solubilidade para compostos pouco solúveis.

Historicamente, esta é uma das técnicas mais utilizadas porque é simples de produzir e avaliar. Exemplos de solventes utilizados em misturas de co-solventes são o PEG 300, o propilenoglicol ou o etanol. As formulações com co-solventes de fármacos pouco solúveis podem ser administradas por via oral e parentérica. As formulações parentéricas podem exigir a adição de água ou um passo de diluição com um meio aquoso para reduzir a concentração do solvente antes da administração.

A forma farmacêutica é sempre líquida. Os compostos pouco solúveis que são lipofílicos ou altamente cristalinos e que têm uma elevada solubilidade na mistura de solventes podem ser adequados para uma abordagem com co-solventes. Os co-solventes podem aumentar a solubilidade de compostos pouco solúveis vários milhares de vezes em comparação com a solubilidade aquosa do fármaco isolado. Podem ser dissolvidas concentrações muito elevadas de compostos pouco solúveis em comparação com outras abordagens de solubilização.

No entanto, a biodisponibilidade pode não ser dramaticamente aumentada porque o fármaco pouco solúvel irá normalmente precipitar-se de forma incontrolável após a diluição num precipitado cristalino ou amorfo. Neste caso, a dissolução deste precipitado é necessária para a absorção oral. Os co-solventes podem ser combinados com outras técnicas de solubilização e ajuste do pH para aumentar ainda mais a solubilidade de compostos pouco solúveis. A utilização de co-solventes é uma técnica altamente eficaz para aumentar a solubilidade de fármacos pouco solúveis[43].

Os co-solventes de baixa toxicidade mais frequentemente utilizados para uso parentérico são o propilenoglicol, o etanol, a glicerina e o polietilenoglicol. O dimetilsulfóxido [DMSO] e a dimetilacetoamida [DMA] têm sido amplamente utilizados como co-solventes devido à sua grande capacidade de solubilização de fármacos pouco solúveis e à sua toxicidade relativamente baixa.

Vantagens:

- Simples e rápido de formular e produzir.

Desvantagens:

- Tal como acontece com todos os excipientes, há que ter em conta a toxicidade e a tolerabilidade relacionadas com o nível de solvente administrado.

- Como em todas as formas solubilizadas, a estabilidade química do fármaco insolúvel é pior do que no estado cristalino.

- A precipitação descontrolada ocorre após a diluição em meio aquoso. Os precipitados podem ser amorfos ou cristalinos e podem variar em tamanho. Muitos dos compostos insolúveis com que a Phares trabalha não são adequados para cosolventes isolados, particularmente para administração intravenosa. Isto deve-se ao facto de os fármacos serem extremamente insolúveis em água e não se redissolverem facilmente após a precipitação da mistura de co-solventes. Nestas situações, existe um risco potencial de embolismo e efeitos adversos locais no local da injeção.

Exemplos de produtos co-solventes:

- Nimodipina Injeção Intravenosa
- (Nimotop®, Bayer)
- Digoxin Elixir Pediátrico (Lanoxin®,GSK]são formulações co-solventes.

2.5 MÉTODO HIDROTROPIA -[44]

O termo Hidrotrofia foi cunhado por *Carl Neuberg* em 1916, mas as implicações práticas foram introduzidas em 1976 por *Thoma e colaboradores.* [30] Neste método, a adição de uma grande quantidade de soluto secundário aumenta a solubilidade aquosa do fármaco insolúvel em água.

Mecanismo de ação do Hydrotropes:

Os hidrótropos são compostos que possuem um grupo aniónico e um anel aromático hidrofóbico ou um sistema de anéis. A hidrofilicidade é aumentada pelo grupo aniónico e o sistema de anéis interage com o soluto a dissolver. O mecanismo envolvido na hidrotrofia está relacionado com a complexação, que envolve a interação entre fármacos lipofílicos e agentes hidrotrópicos, como a ureia, a nicotinamida, o alginato de sódio, o benzoato de sódio, etc.

Quadro 6 : Classificação dos hidrótropos [45]

CATEGORY	EXAMPLE
Aromatic anionics	Sodium benzoate, Sodium salicylate, Sodium benzene sulphonate, Sodium benzene disulphonate, Sodium cinnamate.
Aromatic cationics	Para amino benzoic acid hydrochloride, Procaine hydrochloride, Caffeine.
Aliphatics and linear anionics	Sodium alkanoate.

Vantagens do método hidrotropia:

- No método hidrotropia, o carácter solvente é independente do pH, tem uma elevada seletividade e não requer emulsificação.
- Neste método, basta misturar o medicamento com os hidrótropos em água.
- Não requer a modificação química de fármacos hidrofóbicos, a utilização de solventes orgânicos ou a preparação de um sistema de emulsão.

2.5.1 Hidrotrofia mista: [46]

No método de hidrotropia mista, utilizam-se misturas de hidrótropos. Nas misturas de hidrótropos, a combinação de hidrótropos produz um efeito sinérgico na solubilidade de medicamentos pouco solúveis em água. Ao reduzir a concentração de cada agente hidrotrópico, reduzimos os efeitos secundários dos hidrotrópicos. Trata-se de um método novo, simples, económico, seguro, exato, preciso e amigo do ambiente para a análise (titrimétrica e espectrofotométrica) de fármacos pouco solúveis em água, que exclui a utilização de solventes orgânicos. Por exemplo, no caso do cetoprofeno, a utilização de citrato de sódio 1,25M aumenta a solubilidade 180 vezes em comparação com a solubilidade em água destilada. *Maheshwari e colaboradores* aumentaram a solubilidade do paracetamol utilizando ureia e do aceclofenac utilizando um fenómeno hidrotrópico misto com ureia e acetato de sódio.

Vantagens do método de Hidrotrofia Mista:

- Pode reduzir a grande concentração total de agentes hidrotrópicos necessária para produzir um aumento modesto da solubilidade, empregando uma combinação de agentes em menor concentração.
- O uso de solubilizadores hidrotrópicos como melhoradores de permeação.
- Hidrotrofia mista para desenvolver formas de dosagem injectáveis de fármacos pouco solúveis em água.
- Aplicação da solubilização hidrotrópica em nanotecnologia (por precipitação controlada).

Aplicação da hidrotropia em farmácia:

- Aplicação da solubilização hidrotrópica na extração de constituintes activos
- Preparação de xaropes secos (para reconstituição) de medicamentos pouco solúveis em água.
- Estimativas quantitativas de fármacos pouco solúveis em água por análise titrimétrica, como o ibuprofeno e o flurbiprofeno.

Quadro 7: Melhoria da solubilidade de um medicamento pouco solúvel em água através da utilização de hidrótropos.

DRUG NAME	HYDROTROPES USED
Glipizide	Sodium Benzoate, Sodium acetate, Sodium salicylate
Pacilitaxel	N N Diethyl Nicotinamide, N N Dimethyl Benzamide
Amlodipine besylate	Urea

2.6 AJUSTE DO pH -[47]

Os fármacos pouco solúveis em água com partes da molécula que podem ser protonadas [base] ou desprotonadas [ácido] podem potencialmente ser dissolvidos em água através da aplicação de uma alteração do pH. O ajuste do pH pode, em princípio, ser utilizado tanto para administração oral como parentérica. Aquando da administração intravenosa, o fármaco pouco solúvel pode precipitar, uma vez que o sangue é um tampão forte com pH entre 7,2 e 7,4. Para avaliar a adequação da abordagem, é importante considerar a capacidade tampão e a tolerabilidade do pH selecionado. No estômago, o pH é de cerca de 1 a 2 e no duodeno o pH situa-se entre 5-7,5, pelo que, após administração oral, o grau de solubilidade também é suscetível de ser influenciado à medida que o fármaco atravessa os intestinos. Os compostos ionizáveis que são estáveis e solúveis após o ajuste do pH são os mais adequados. Os tipos de compostos podem ser ácidos ou bases ou zwitteriónicos. Também pode ser aplicado a compostos cristalinos, bem como a compostos lipofílicos pouco solúveis. Os excipientes solubilizados que aumentam o pH ambiental numa forma de dosagem, como um comprimido ou uma cápsula, para um intervalo superior ao pKa de fármacos fracamente ácidos aumentam a solubilidade desse fármaco; os excipientes que actuam como agentes alcalinizantes podem aumentar a solubilidade de fármacos fracamente básicos.

A solubilidade do fármaco pouco solúvel é aumentada em comparação com a água isolada, pelo que, se os compostos puderem permear através do epitélio oral, a fração de fármaco absorvida por via oral pode ser aumentada. O ajuste do pH é também frequentemente combinado com co-solventes para aumentar ainda mais a solubilidade do fármaco pouco solúvel. Se a precipitação após a diluição for fina ou amorfa, a biodisponibilidade pode ser aumentada devido a um maior gradiente de concentração e a uma maior área de superfície para dissolução. Em situações em que o fármaco se precipita em partículas pouco solúveis que requerem dissolução e não se redissolvem rapidamente, a biodisponibilidade pode não ser suficientemente aumentada. Esta abordagem é frequentemente utilizada nos estudos, uma vez que, pré-clinicamente, o ajuste do pH é uma boa técnica para avaliar a eficácia de fármacos pouco solúveis, devido à sua universalidade e relativa simplicidade. No entanto, se a precipitação do fármaco pouco solúvel ocorrer de forma incontrolável após o contacto com um pH em que o fármaco é muito menos solúvel (tanto por via oral como parentérica), a interpretação dos resultados pode ser enganadora[48].

.. .

Vantagens:

- Simples de formular e analisar.
- Simples de produzir e rápido de seguir.
- Utiliza pequenas quantidades de composto, passível de avaliações de alto rendimento.

Desvantagens:

- Risco de precipitação após diluição com meios aquosos com um pH em que o composto é menos solúvel. Por via intravenosa, isto pode levar a embolias, por via oral pode causar variabilidade.
- Tolerabilidade e toxicidade (local e sistémica) relacionadas com a utilização de um pH não fisiológico e de pHs extremos.

- Tal como acontece com todos os sistemas solubilizados e dissolvidos, um fármaco dissolvido num ambiente aquoso é frequentemente menos estável quimicamente em comparação com as formulações sólidas cristalinas. O pH selecionado pode acelerar a hidrólise ou catalisar outros mecanismos de degradação.

Produtos comerciais que utilizam o ajuste do pH:

- A injeção de fenitoína (Epanutin® ready mixed, Pfizer) 50mg/ml com propilenoglicol 40% e etanol 10% (1,1 mmol Na+ por ampola de 5 ml) é um exemplo de uma formulação com pH ajustado que contém co-solventes.

2.7 SONO-CRISTALIZAÇÃO -[49]

A cristalização por fusão com ultra-sons é uma nova técnica de engenharia de partículas. Neste método, a aplicação de energia de ultra-sons na gama de 20 a 100 kHz permite realizar o processo de cristalização. Na indústria farmacêutica, a energia ultra-sónica foi introduzida tradicionalmente para aumentar a solubilidade de medicamentos pouco solúveis. O sistema de ultra-sons é utilizado para influenciar a fase inicial de nucleação da cristalização. A ultrassonografia provoca a desagregação ou desaglomeração das partículas. A cavitação é um fenómeno importante da ultrassonografia.

Na sonocristalização, a energia dos ultra-sons provoca compressão e expansão repetidas. Após vários ciclos, a bolha forma-se, cresce e colapsa. Devido ao colapso da bolha, a energia é produzida. Esta energia é responsável pela quebra das partículas. Isto resulta numa cristalização altamente repetível e previsível.

A aplicação de ultra-sons à cristalização resulta em:

- Nucleação no nível mais baixo de supersaturação onde a cristalização supera a tendência do composto para se redissolver na solução.
- Diminuição da largura da zona metaestável.
- Distribuição estreita do tamanho das partículas.
- Diminuição do nível de arrefecimento necessário para atingir a cristalização.
- Cristalização altamente repetível e previsível.
- Controlo de polimorfos.

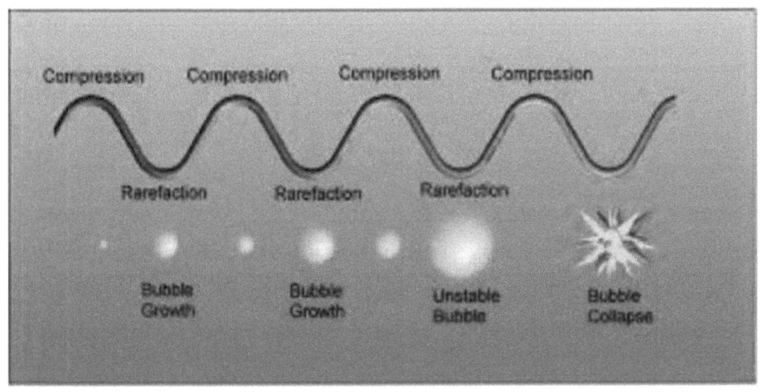

Figura 8: Processo de Sonocristalização

2.8 PROCESSO DE FLUIDO SUPERCRÍTICO (SCF) -[50-52]

Há mais de um século que se sabe que os fluidos supercríticos (SCFs) podem dissolver solventes não voláteis, com o ponto crítico do dióxido de carbono, o fluido supercrítico mais utilizado. É seguro, amigo do ambiente e económico. As baixas condições de funcionamento (temperatura e pressão) tornam os SCF atractivos para a investigação farmacêutica.

Estas capacidades únicas de processamento dos SCFs, há muito reconhecidas e aplicadas na indústria alimentar, foram recentemente adaptadas às aplicações farmacêuticas.

Os solventes supercríticos normalmente utilizados incluem o dióxido de carbono, o óxido nitroso, o etileno, o propileno, o propano, o pentano, o etanol, o amoníaco e a água. Uma vez solubilizadas no SCF, as partículas de fármaco podem ser recristalizadas com tamanhos de partículas muito reduzidos. A flexibilidade e a precisão oferecidas pelos processos SCF permitem a micronização de partículas de fármacos dentro de gamas estreitas de tamanho de partículas, frequentemente a níveis submicrónicos. Os actuais processos SCF demonstraram a capacidade de criar nanosuspensões de partículas com 5-2.000 nm de diâmetro. Várias empresas farmacêuticas, tais como

A Nektar Therapeutics e a Lavipharm estão a especializar-se na engenharia de partículas através de tecnologias SCF para redução do tamanho das partículas e aumento da solubilidade. Foram desenvolvidos vários métodos de processamento SCF para abordar aspectos individuais destas deficiências, tais como a precipitação com o processo de anti-solventes comprimidos [PCA], a expansão rápida de soluções supercríticas, a recristalização de anti-solventes gasosos, a precipitação com anti-solvente fluido comprimido, a impregnação ou infusão de polímeros com materiais bioactivos, a dispersão melhorada da solução por fluido supercrítico, a dispersão melhorada da solução por SCF [SEDS], os processos de anti-solventes supercríticos [SAS] e o sistema de extração supercrítica de aerossóis [ASES]

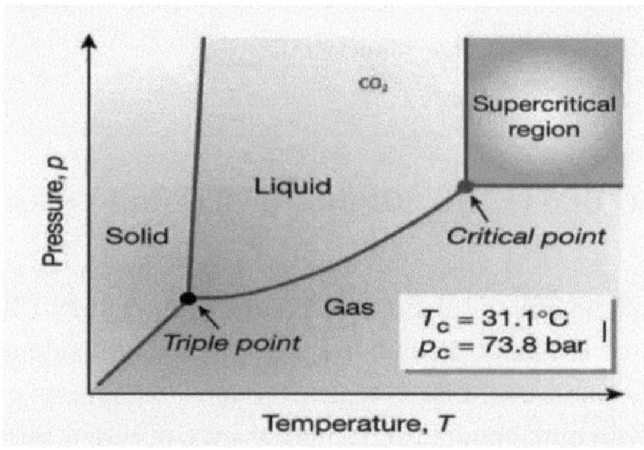

Figura 9: Diagrama de fases do estudo do fluido super crítico.

2.9 MICROEMULSÕES -[53-56]

As microemulsões têm sido utilizadas para aumentar a solubilidade de muitos fármacos que são praticamente insolúveis em água, juntamente com a incorporação de proteínas para utilização oral, parentérica e percutânea *e* transdérmica. Uma microemulsão é um pré-concentrado opticamente claro que contém uma mistura de óleo, tensioativo hidrofílico e solvente hidrofílico que dissolve um fármaco pouco solúvel em água. Em contacto com a água, as formulações dispersam-se espontaneamente (ou "auto-emulsionam-se") para formar uma emulsão muito clara de gotículas de óleo extremamente pequenas e uniformes que contêm o fármaco pouco solúvel solubilizado. As microemulsões são sistemas isotrópicos, termodinamicamente estáveis, transparentes (ou translúcidos) de óleo, água e tensioativo, frequentemente em combinação com um co-surfactante, com um tamanho de gota geralmente na ordem dos 20-200 nm. Estes sistemas homogéneos, que podem ser preparados numa vasta gama de concentrações de tensioativo e de rácios óleo/água, são todos fluidos de baixa viscosidade. Um sistema auto-microemulsionante de administração de medicamentos (SMEDDS) é um sistema anidro de microemulsões. Alguns investigadores também o designaram por microemulsão pré-concentrada. É composto por óleo, tensioativo e co-sensioactivo e tem a capacidade de formar uma microemulsão o/w quando disperso em fase aquosa sob agitação suave. A agitação necessária para a auto-emulsificação provém da motilidade estomacal e intestinal.32-34 O tensioativo pode ser não-iónico, como os tensioactivos de polioxietileno, por exemplo Brij, ou ésteres de açúcar, como o mono-oleato de sorbitano (Span 80), catiónico ou aniónico, como o brometo de alquiltrimetilamónio e o dodecilsulfato de sódio, ou zwitter iónico, como os fosfolípidos, como a lecitina (fosfatidilcolina), comercialmente disponível a partir de soja e ovos. A lecitina é muito popular porque apresenta uma excelente biocompatibilidade. A principal desvantagem das microemulsões é a sua elevada concentração de surfactante/co-surfactante, o que as torna inadequadas para administração intravenosa. A diluição das microemulsões abaixo da concentração micelar crítica dos tensioactivos pode provocar a precipitação do fármaco; no entanto, a dimensão fina das partículas do precipitado resultante ainda aumentaria a absorção.35-40 Em comparação com os pré-concentrados de macroemulsão, os pré-concentrados de microemulsão permanecem opticamente límpidos após a diluição e contêm normalmente uma maior quantidade de tensioativo solúvel em água e um maior teor de um solvente hidrofílico. Estas formulações são administradas apenas por via oral devido à natureza dos excipientes. A solubilização utilizando pré-concentrados de microemulsão é adequada para compostos lipofílicos pouco solúveis que têm elevada solubilidade nas misturas de óleo e tensioactivos. A maioria dos sistemas auto-emulsionantes limita-se à administração em cápsulas de gelatina mole ou dura, cheias de lípidos, devido à natureza líquida do produto. A interação entre o invólucro da cápsula e a emulsão deve ser considerada de modo a evitar que o conteúdo higroscópico se desidrate ou migre para o invólucro da cápsula.41, 42 O tamanho das gotículas da emulsão é um fator importante que influencia a biodisponibilidade dos fármacos das formulações em emulsão, sendo que os raios das gotículas pequenas aumentam os níveis plasmáticos dos fármacos, em parte devido à absorção linfática direta. Uma vez que as SMEDDS contêm uma elevada concentração de tensioactivos, devem ser limitadas a aplicações orais e podem não ser aconselháveis para utilização a longo prazo devido ao potencial de causar diarreia.

Vantagens:

- Os pré-concentrados são relativamente fáceis de fabricar.
- Os pré-concentrados de microemulsão bem desenvolvidos não dependem normalmente da digestão para a libertação do fármaco. Por conseguinte, pode esperar-se uma biodisponibilidade e reprodutibilidade óptimas sem a coadministração de alimentos (ou seja, no estado de jejum).

Desvantagens:

- A tendência de precipitação do fármaco na diluição pode ser maior devido ao efeito de diluição do solvente hidrofílico.
- A tolerabilidade das formulações com níveis elevados de tensioactivos sintéticos pode ser fraca nos casos em que se pretende uma administração crónica a longo prazo.
- As formulações que contêm vários componentes tornam-se mais difíceis de validar.

Exemplos de compostos pouco solúveis que utilizam pré-concentrados de microemulsão

- O inibidor da protease do VIH tipranavir (Aptivus® cápsulas, Boehringer Ingelheim GmBH] e o imunossupressor que define a categoria ciclosporina A, USP modificado (Neoral® cápsulas, Novartis AG].

1.10 SOLUBLIZAÇÃO MICELAR -

A utilização de tensioactivos para melhorar o desempenho da dissolução de medicamentos pouco solúveis também tem sido utilizada com êxito. Os tensioactivos podem reduzir a tensão superficial e melhorar a dissolução de fármacos lipofílicos em meio aquoso[57-58], podendo também ser utilizados para estabilizar suspensões de fármacos. Quando a concentração de tensioactivos excede a sua concentração micelar crítica (CMC, que se situa na gama de 0,05-0,10% para a maioria dos tensioactivos), ocorre a formação de micelas, aprisionando os fármacos no interior das micelas.48 Este processo é conhecido como micelização e resulta geralmente numa maior solubilidade dos fármacos pouco solúveis. Os tensioactivos não-iónicos normalmente utilizados incluem polissorbatos, óleo de rícino polioxietilado, glicéridos polioxietilados, lauroil macroglicéridos e ésteres de ácidos mono e di-gordos de polietilenoglicóis de baixo peso molecular. Os tensioactivos são também frequentemente utilizados para estabilizar microemulsões e suspensões nas quais os fármacos são dissolvidos.49-51 A solubilização micelar é uma alternativa amplamente utilizada para a dissolução de fármacos pouco solúveis.

Exemplos de compostos pouco solúveis que utilizam a solubilização micelar são os medicamentos antidiabéticos, gliclazida, gliburida, glimepirida, glipizida, repaglinida, pioglitazona e rosiglitazona.

1.11 ALTERAÇÃO POLIMÉRICA -[59]

As diferentes formas cristalinas de um medicamento que podem ter propriedades diferentes são conhecidas como polimorfos. Os polimorfos podem diferir em propriedades físico-químicas, como a estabilidade física e química, o prazo de validade, o ponto de fusão, a pressão de vapor, a solubilidade intrínseca, a taxa de dissolução, a morfologia, a densidade e as actividades biológicas, bem como a biodisponibilidade. Entre os polimorfos cristalinos estáveis, instáveis e metaestáveis, as formas metaestáveis estão associadas a uma energia mais elevada com uma área de superfície aumentada, subsequentemente solubilidade, biodisponibilidade e eficácia. No que respeita à biodisponibilidade, é preferível mudar o fármaco das formas cristalinas para formas metaestáveis ou amorfas. No entanto, não se pode excluir a possibilidade de uma conversão do polimorfo amorfo ou metaestável de alta energia numa forma cristalina de baixa energia com baixa solubilidade durante o fabrico e o armazenamento. É preferível desenvolver o polimorfo termodinamicamente mais estável do fármaco para assegurar a biodisponibilidade reprodutível do produto durante o seu prazo de validade numa variedade de condições reais de armazenamento.

1.12 MÉTODO LIQUISOLID -

Na técnica liquisólida, o líquido pode ser transferido para um pó de fluxo livre, facilmente compressível e aparentemente seco, através de uma simples mistura com um material de transporte e de revestimento selecionado[60]. [60] A parte líquida, que pode ser um medicamento líquido, uma suspensão de medicamento ou uma solução de medicamento num veículo líquido não volátil adequado, pode ser convertida em pós compressíveis e de fluxo aceitável através da mistura com excipientes em pó seleccionados. A forma aceitável de pó fluido e compressível de medicamento líquido é o compacto liquisolid. O liquisólido é uma abordagem mais recente e promissora devido ao seu processo de fabrico simples, baixo custo de produção e aplicável à indústria devido à boa fluidez e à propriedade compacta da formulação liquisólida. Quando o fármaco dissolvido no veículo líquido é incorporado num material de transporte que tem uma superfície porosa e

Se o material de revestimento tiver fibras estreitamente emaranhadas no seu interior, como a celulose, ocorre tanto a absorção como a adsorção; ou seja, o líquido inicialmente absorvido no interior das partículas é capturado pela sua estrutura interna e, após a saturação deste processo, ocorre a adsorção do líquido nas superfícies interna e externa das partículas portadoras porosas. O material de revestimento com elevadas propriedades de adsorção e uma grande área de superfície específica confere ao sistema liquisólido as características de fluxo desejáveis[61].

A molhabilidade dos compactos pelo meio de dissolução é um dos mecanismos propostos para explicar o aumento da taxa de dissolução dos compactos liquisólidos. O solvente não volátil presente no sistema liquisólido facilita a humidificação das partículas de fármaco, diminuindo a tensão interfacial entre o meio de dissolução e a superfície do comprimido[62].

Vantagens do método sólido-líquido:[63]

O método melhora a solubilidade e a biodisponibilidade de fármacos insolúveis em água ou pouco solúveis administrados por via oral.

O método é aplicável no sector industrial.

Útil para a formulação de medicamentos oleosos/drogas líquidas.

Utilizando diferentes transportadores e aditivos, a libertação do fármaco pode ser modificada, como PVP, PEG 60000, hidroxipropilmetilcelulose e Eudragit, etc. Podem ser formulados no sistema vários fármacos pouco solúveis.

O custo de produção é baixo em comparação com o da preparação de cápsulas de gelatina mole

Este sistema é específico para os medicamentos líquidos em pó.

Desvantagens do método sólido-líquido:

Elevada solubilidade do fármaco nos fármacos líquidos não voláteis para melhorar a taxa de dissolução e a biodisponibilidade.

Requer recipientes com elevadas propriedades de adsorção e elevada área de superfície específica.

Não é aplicável a medicamentos insolúveis em doses elevadas (>100 mg).

Durante a compressão, por vezes o medicamento líquido pode ser espremido para fora do comprimido, o que resulta numa dureza incorrecta.

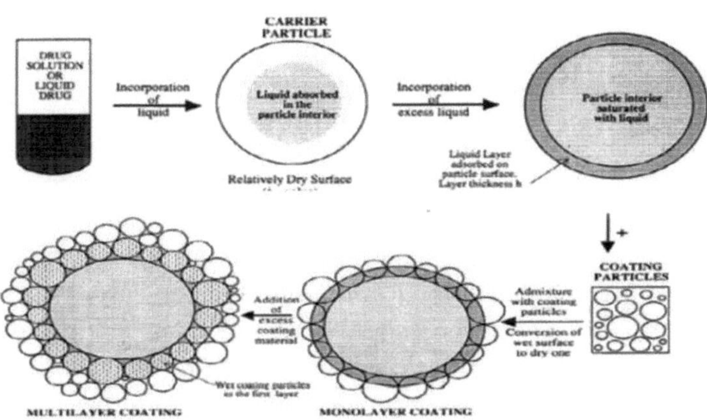

Figura 10 - Compactos sólidos Liqui

Tabela 7: Componentes do sistema Liquisolid[64].

Component	Examples
Non Volatile Liquids	Poly Ethylene Glycol 200, Poly Ethylene Glycol 300, Poly Ethylene Glycol 400, Glycerine, Propylene Glycol, fixed oils.
Carrier Materials	Microcrystalline Cellulose PH 101, Microcrystalline Cellulose PH 200, Lactose, Methyl Cellulose, Ethyl Cellulose, Starch1500, Ethocel, Eudragit RL, Eudragit RS 12, Hydroxy Propyl Methyl Cellulose K4M, Hydroxy Propyl Methyl Cellulose K100M, Xanthum Gum, Guar gum
Coating Materials	Aerosil 200, Silica (Cab-O-Sil M5), Syloid 244FP, and Colloidal Silicon Dioxide.
Disintegrants	Sodium Starch Glycolate (Explotab, Primogel), Croscarmellose Sodium, Cross Polyvinyl Pyrrolidine, Pregelatized Starch.
Glidant	Talc.
Lubricant	Magnesium Stearate
Release retardant material	Eudragit RS, RL, Hydroxy Propyl Methyl Cellulose K100M, K15M, K4M.

1.13 GRANULAÇÃO FLUTUANTE : [65]

A granulação flutuante é uma técnica mais recente desenvolvida em 2010 por Patel Rajanikant e colaboradores para melhorar a solubilidade e a biodisponibilidade do fármaco através do aumento do tempo médio de permanência gástrica. Os grânulos flutuantes de ibuprofeno foram preparados pelo método de fusão. O ibuprofeno é pouco solúvel mas muito permeável no estômago. Após o tempo de residência gástrica, passa para o intestino delgado, onde é solubilizado mas não consegue penetrar através da sua membrana. Para ultrapassar este problema, foi logicamente decidido conceber formulações que se mantivessem no estômago durante mais de 2 horas, uma vez que o fármaco não era completamente solúvel no espaço de 2 horas, pelo que, para se dissolver completamente na região do estômago, isto pode ser conseguido através da criação de uma forma de dosagem flutuante. Utilizando o polímero Gelucire44/14 (polímero de libertação imediata para a dose de carga) e Gelucire 43/01 (grânulo de libertação sustentada), prepararam um grânulo flutuante que deu resultado, uma vez que os grânulos permaneceram a flutuar durante 3 horas, libertando 100% do fármaco em 150 minutos na região do estômago, onde permaneceu em 99,9% de forma unificada e absorvido pela circulação sistémica.

CAPÍTULO 3

3. PAPEL DA SOLUBILIDADE NA RESPOSTA AO MEDICAMENTO - [66]

A solubilidade é um dos parâmetros importantes para atingir a concentração desejada do fármaco na circulação sistémica, a fim de obter a resposta farmacológica necessária. Muitas das empresas de medicamentos genéricos estão mais inclinadas a produzir medicamentos orais bioequivalentes. No entanto, o maior desafio na conceção de formas de dosagem orais reside na sua fraca biodisponibilidade. As causas mais frequentes da baixa biodisponibilidade oral são atribuídas à fraca solubilidade e à baixa permeabilidade. Os fármacos pouco solúveis em água requerem frequentemente doses elevadas para atingirem concentrações plasmáticas terapêuticas após administração oral. A baixa solubilidade aquosa é o principal problema encontrado no desenvolvimento de formulações de novas entidades químicas, bem como no desenvolvimento de genéricos.

Qualquer fármaco a ser absorvido deve estar presente sob a forma de uma solução aquosa no local de absorção. A água é o solvente de eleição para as formulações farmacêuticas líquidas. A maior parte dos fármacos são fracamente ácidos ou fracamente básicos e têm uma solubilidade aquosa reduzida. Mais de 40% das NCE (novas entidades químicas) desenvolvidas na indústria farmacêutica são praticamente insolúveis em água. Estes fármacos pouco solúveis em água, com absorção lenta, conduzem a uma biodisponibilidade inadequada e variável e a toxicidade da mucosa gastrointestinal. Para os fármacos administrados por via oral, a solubilidade é o parâmetro limitador da taxa mais importante para atingir a concentração desejada na circulação sistémica para a resposta farmacológica.

A melhoria da solubilidade dos fármacos e, por conseguinte, da sua biodisponibilidade oral continua a ser um dos aspectos mais difíceis do processo de desenvolvimento de fármacos, especialmente no que respeita aos sistemas de administração oral. Existem numerosas abordagens disponíveis e relatadas na literatura para melhorar a solubilidade de fármacos pouco solúveis em água. As técnicas são escolhidas com base em determinados aspectos, como as propriedades do fármaco em questão, a natureza dos excipientes a selecionar e a natureza da forma de dosagem pretendida. A fraca solubilidade e a baixa taxa de dissolução dos fármacos pouco hidrossolúveis nos fluidos gastrointestinais aquosos causam frequentemente uma biodisponibilidade insuficiente. Especialmente para as substâncias da classe II (baixa solubilidade e alta permeabilidade) de acordo com o BCS, a biodisponibilidade pode ser melhorada aumentando a solubilidade e a taxa de dissolução do fármaco nos fluidos gastrointestinais. No caso dos fármacos da classe II do CCN, o passo limitador da taxa é a libertação do fármaco da forma de dosagem e a solubilidade no fluido gástrico e não a absorção, pelo que o aumento da solubilidade aumenta, por sua vez, a biodisponibilidade dos fármacos da classe II do CCN. Os efeitos negativos dos compostos com baixa solubilidade incluem a fraca absorção e biodisponibilidade, a solubilidade insuficiente para a dosagem intravenosa, desafios de desenvolvimento que levam ao aumento do custo e do tempo de desenvolvimento, a transferência de encargos para o doente (administração frequente de doses elevadas) e, consequentemente, a sua biodisponibilidade e eficácia clínica. O fenofibrato micronizado apresentou um aumento de mais de 10 vezes (1,3% a 20%) na dissolução em meios biorelevantes de 30 minutos.

As estimativas da solubilidade desejada do fármaco para uma boa absorção oral dependem da permeabilidade do composto e da dose necessária, conforme ilustrado no quadro 8

Tabela -8 Solubilidade desejada co relacionada com doses terapêuticas [66]

DOSE	Desired solubility values (mg/ml) for drugs with		
	High Permeability	Medium Permeability	Low Permeability
0.1	1	5	21
1	10	52	217
10	100	520	2100

O conceito de dose máxima absorvível (DMA) é atualmente utilizado para correlacionar a absorção do fármaco com a sua solubilidade, de acordo com a seguinte equação

$$\mathbf{MAD = K_a\, S_{GI}\, V_{GI}\, t_r}$$

Em que, ka ^ Constante intrínseca da velocidade de absorção

S_{GI} ^SOLUBILIDADE do fármaco no fluido GI

V_{GI} = volume de fluido GI presente T_r = tempo de permanência do fármaco no GI

A equação fornece um cálculo útil que inclui os parâmetros-chave que são geralmente conhecidos por terem um efeito limitador na absorção do fármaco:

- Solubilidade do fármaco no trato gastrointestinal
- Constante de velocidade de absorção intrínseca específica do fármaco em solução

Se, por exemplo, dois fármacos tiverem a mesma constante de velocidade de absorção, o que tiver maior solubilidade terá uma MED maior.

CAPÍTULO 4

4. CONCLUSÃO

Com este artigo, concluímos que a solubilidade é a caraterística física mais importante de um fármaco para a sua biodisponibilidade oral, formulação, desenvolvimento de diferentes formas de dosagem de diferentes fármacos, eficácia terapêutica do fármaco e análise quantitativa. A seleção adequada do método de aumento da solubilidade é a chave para garantir os objectivos de uma boa formulação, como uma boa biodisponibilidade oral, a redução da frequência de dosagem e uma melhor adesão do doente, combinada com um baixo custo de produção. As várias técnicas enumeradas neste artigo são utilizadas em combinação para melhorar a solubilidade de fármacos pouco solúveis em água, mas a melhoria da solubilidade depende principalmente da seleção do método adequado. A seleção do método adequado para o aumento da solubilidade depende das propriedades do fármaco, como o ponto de fusão, a solubilidade, a natureza química, a natureza física, o comportamento farmacocinético, etc.

As novas técnicas de partículas podem ultrapassar as limitações dos métodos convencionais de aumento da solubilidade e são métodos mais eficientes de formulação de medicamentos pouco solúveis. Os novos métodos são desenvolvidos a partir de métodos convencionais em que o princípio básico continua a ser a redução do tamanho para melhorar a solubilidade. A utilização de polímeros, ciclodextrinas e lipossomas para a formulação de fármacos pouco solúveis foi discutida, proporcionando amplas aplicações na melhoria da solubilidade e da estabilidade das formulações de fármacos. Cada tecnologia de partículas tem a sua própria importância e aplicabilidade no aumento da solubilidade em água de fármacos pouco solúveis em água. Pode selecionar-se um método adequado tendo em conta as propriedades do fármaco a formular e as propriedades da forma de dosagem pretendida. O artigo conclui que a solubilidade de fármacos pouco solúveis em água é um conceito importante para chegar à circulação sistémica e mostrar a sua resposta farmacológica e que estão ainda por explorar outros métodos possíveis no domínio da tecnologia de partículas farmacêuticas que podem ser utilizados para formular vários fármacos com fraca solubilidade aquosa.

CAPÍTULO 5

5. REFERÊNCIAS

[1]Amidon GL, Lennernas H, Shah VP, et al. A theoretical basis for a biopharmaceutic drug classification: the correlation of in vitro drug product dissolution and in vivo bioavailability.
Pharm Res 1995;12:413e420.

[2]Williams HD, Trevaskis NL, Charman SA, et al. Strategies to address low drug solubility in discovery and development. Pharmacol Rev 2013;65:315e499.

[3]Krishnaiah YSR. Tecnologias farmacêuticas para melhorar a biodisponibilidade oral de fármacos pouco solúveis. J Bioequiv Bioavailab 2010;2:28e36.

[4]Kawabata Y, Wada K, Nakatani M, et al. Conceção de formulações para medicamentos pouco solúveis em água com base no sistema de classificação biofarmacêutica: abordagens básicas e aplicações práticas. IntJ Pharm 2011;420:1e10.

[5]Hu J, Johnston KP, Williams RO. Nanoparticle engineering processes for enhancing the dissolution rates of poorly water soluble drugs (Processos de engenharia de nanopartículas para melhorar as taxas de dissolução de medicamentos pouco solúveis em água). Drug Dev Ind Pharm 2004;30:233e245.

[6]Costa P, Sousa Lobo JM. Modelação e comparação de perfis de dissolução. Eur J Pharm Sci 2001;13:123e133.

[7]Patil MS, Godse SG, Saudagar RB. Solubility Enhancement by Various Techniques: An Overview. Jornal Mundial de Farmácia e Ciências Farmacêuticas. 2013; 2[6]:4558-4572.

[8]Patil S.K., Wagh K.S., Parik V.B., Akarte A.M., Baviskar D.T., Strategies for solubility enhancement of poorly soluble drug. Revista internacional de revisão e investigação em ciências farmacêuticas, 8(2): 74-80, [2011]

[9]Chaudhari A., Nagachi U., Gulati N., Sharma V.K., Khosa R.K., Enhancement of solubilisation and bioavailability of poorly soluble drugs by physical and chemical modification; A recent review. Jornal de educação e pesquisa avançada em farmácia, 2[1]: 32-67, [2012]

[10] Blagden N., de Matas M., Gavan P.T., York P., Crystal engineering of active pharmaceutical ingredients to improve solubility and dissolution rates (Engenharia de cristais de ingredientes farmacêuticos activos para melhorar a solubilidade e as taxas de dissolução). Advanced Drug Delivery Reviews, 59(7): 617-630, [2007]

[11] Williams HD, Trevaskis NL, Charman SA, et al. Estratégias para abordar a baixa solubilidade dos medicamentos na descoberta e desenvolvimento. Pharmacol Rev 2013;65:315e499.

[12] Leleux J, Williams RO. Avanços recentes nos métodos de redução mecânica: Sistemas de partículas. Drug Dev Ind Pharm 2013;3109:1e12

[13] Junghanns JA, Mu" ller RH. Tecnologia de nanocristais, administração de medicamentos e aplicações clínicas. Int J Nanomed 2008;3:295e309

[14] Rawat N, Kumar MS, Mahadevan N. Solubilidade: A redução do tamanho das partículas é uma abordagem promissora para melhorar a biodisponibilidade dos medicamentos lipofílicos. Int J Recent Adv Pharm Res 2011;1:8e18.

[15] Rasenack N, Muller BW. Partículas de medicamentos de tamanho micron: técnicas de micronização comuns e novas. Pharm DevTechnol 2004;9:1e13.

[16] Midoux N, Ho_sek P, Pailleres L, et al. Micronização de substâncias farmacêuticas num moinho de jato em espiral. Powder Technol 1999;104:113e120

[17] Jinno J, Kamada N, Miyake M, et al. Effect of particle sizeeduction on dissolution and oral absorption of a poorly water-soluble drug, cilostazol, in beagle dogs. J Control Release 2006;111:56e64.

[18] Liversidge GG, Cundy KC. Redução do tamanho das partículas para melhorar a biodisponibilidade oral de fármacos hidrofóbicos: I. biodisponibilidade oral absoluta do danazol nanocristalino em cães beagle. IntJ Pharm 1995;125:91e97

[19] Graeser KA, Patterson JE, Zeitler JA, et al. O papel da entropia configuracional em sistemas amorfos. Pharmaceutics 2010;2:224e244.

[20] Patterson JE, James MB, Forster AH, et al. Preparação de soluções vítreas de três fármacos pouco solúveis em água por secagem por pulverização, extrusão por fusão e moagem de bolas. IntJ Pharm 2007;336:22e34.

[21] Savjani KT, Gajjar AK, Savjani JK. Solubilidade dos medicamentos: importância e técnicas de melhoramento. ISRN Pharm 2012:1e10. http:// dx.doi.org/10.5402/2012/195727.

[22] Kluge J, Muhrer G, Mazzotti M. Homogeneização a alta pressão de sólidos farmacêuticos. J Supercrit Fluid 2012;66:380e388.

[23] Williams HD, Trevaskis NL, Charman SA, et al. Estratégias para abordar a baixa solubilidade dos medicamentos na descoberta e desenvolvimento. Pharmacol Rev 2013;65:315e499

[24] Mu" ller RH, Peters K. Nanosuspensões para a formulação de fármacos pouco solúveis: I. preparação por uma técnica de redução de tamanho. Int J Pharm 1998;160:229e237.

[25] Rasenack N, Muller BW. Partículas de medicamentos de tamanho micron: técnicas de micronização comuns e novas. Pharm Dev Technol 2004;9:1e13

[26] Savjani KT, Gajjar AK, Savjani JK. Solubilidade dos medicamentos: importância e técnicas de melhoramento. ISRN Pharm 2012:1e10. http:// dx.doi.org/10.5402/2012/195727.

[27] Md. MofizurRahman, Abul Bashar Ripon Khalipha, Jamal Ahmed, Md. AbShuaibRafshanjani, ShanjidaHaque, Métodos de Aumento da Solubilidade e Dissolução para Medicamentos Pouco Solúveis em Água: Uma revisão,1-23

[28] Blagden N, De Matas M, Gavan P, et al. Crystal engineering of active pharmaceutical ingredients to improve solubility and dissolution rates (Engenharia de cristais de ingredientes farmacêuticos activos para melhorar a solubilidade e as taxas de dissolução). Adv Drug Deliv Rev 2007;59:617e630.

[29] Junghanns JA, Mu" ller RH. Tecnologia de nanocristais, administração de medicamentos e aplicações clínicas. IntJ Nanomed 2008;3:295e309

[30] Reiss H., Entropy-induced dispersion of bulk liquids. J. Colloid and Interface Ciência, 53: 61 70, (1975)

[31] Gordon L Amidon, John R Crison. Methods and formulation for increasing the bioavailability of poorly water-soluble drugs. Patente US 5993858, 30 de novembro de 1999

[32] Loftsson T., Brewster M.E., Pharmaceutical applications of cyclodextrins: drug solubilisation and stabilization. Journal of Pharmaceutical Science, 85:10171025, (1996)

[33] Patil J.S., Kadam D.V., Marapur S.C., Kamalapur M.V., Inclusion complex sytem. A ovel techniques to improve the solubility and bioavailability of poorly drug: a Review. Revista internacional de ciências farmacêuticas, 2(2): 29-34, (2010)

[34] Charoenchaitrakool M., Dehghani F., Foster N.R., Utilização de dióxido de carbono supercrítico para a formação de complexos de ibuprofeno e metilbetaciclodextrina. International Journal of Pharmaceutics, 239: 103-112, (2009)

[35] Gaucher G, Dufresne M, Sant VP, et al. Block copolymer micelles: preparation, characterization and application in drug delivery. J Control Release 2005;109:169e188.

[36] ZhangJA, Anyarambhatla G, Ma L, et al. Desenvolvimento e caraterização de uma nova formulação de paclitaxel à base de lipossomas (LEP-ETU) sem cremophor® EL. EurJ Pharm Biopharm 2005;59:177e187.

[37] Mu" ller RH, M€ader K, Gohla S. Solid lipid nanoparticles (SLN) for controlled drug deliverya review of the state of the art. Eur J Pharm Biopharm 2000;50:161e177.

[38] Craig D.Q.M., The mechanisms of drug release from solid dispersion in water soluble polymers. Revista Internacional de Farmácia, 203: 131-144, (2002)

[39] Habib MJ. Pharmaceutical solid dispersion Technology, Technomic Publishing Company, Inc., Lancaster Pennsylvania (U.S.A.), 2001,1-36. Lancaster, Pennsylvania (U.S.A.), 2001,1-36.

[40] Vasconcelos T, Sarmento B, Costa P. Solid dispersions as strategy to improve

oral bioavailability of poor water soluble drugs, Drug Discov. Today, 2012; 12[23-24]:1068-1075.

[41] Rogers TL, Hu JH, Yu ZS, Johnston KP, Williams RO, III Uma nova tecnologia de engenharia de partículas: congelação por pulverização em líquido. Int J Pharm. 2002; 242:93-100.

[42] Kumar P, Singh C. A Study on Solubility Enhancement Methods for Poorly Water Soluble Drugs, American Journal of Pharmacological Sciences. 2013; 1[4]:67-73.

[43] Millard JW, Alvarez-Nunez FA, Yalkowsky SH, Solubilization by cosolvents. Estabelecimento de constantes úteis para o modelo log-linear. Jornal Internacional de Farmácia e Ciências Farmacêuticas, 2002; 245,153-166.

[44] Nidhi K., Indrajeet S., Khushboo M., Gauri K., Sen D.J., Hydrotropy: a promising tool for solubility enhancement. Jornal Internacional de Desenvolvimento e Investigação de Medicamentos, 3[2]: 26-33, [2011]

[45] Stig E., Fribergand, Irena Blute, Liquid Detergents. Editado por Kuo-yann lai, CRC Press, 19-38, [2005]

[46] Jain P., Goel A., Sharma S., Parmar M., Solubility Enhancement Techniques with Special Emphasis on Hydrotropy. Jornal Internacional de Investigação de Profissionais Farmacêuticos, 1(1J: 34-45, [2010]

[47] Fiese E.F, Hagen T.A. Preformulation. In: Lachman L, Liberman H.A, Kanig J.L, editores. The theory and practice of industrial pharmacy. 3ª ed. Bombaim: Varghees Publication House, 1990; 171-196.

[48] Allen L.V, Popovich, N.G, Ansel H.C., Ansel's Pharmaceutical Dosage Forms and Drug Delivery Systems, Lippincott, Williams&Wilkins 2005; 100-108

[49] Deshmukh V., Deshmukh T., Deshmukh M., Jadhav P., Conceção e desenvolvimento da técnica de sonocristalização por fusão para a carbamazepina. Revista internacional de educação e pesquisa farmacêutica, 47[2]: 799-805, [2013]

[50] Phillips E.M., Stella V.J. Expansão rápida de soluções supercríticas, aplicação a processos farmacêuticos. International Journal of Pharmaceutics, 1993; 94,1-10.

[51] Subramaniam B., Rajewski R.A., Snavely K. Pharmaceutical processing with supercritical carbon dioxide, Journal of Pharma Sciences, 1997;86, 885-890.

[52] Sunkara G., Kompella U.B. Drug delivery applications of supercritical fluid technology. DrugDeliveryTechnology 2002; 2, 44-50.

[53] Jayne Lawrence M, Rees G.D, Microemulsion-based media as novel drug delivery systems, Advanced Drug Delivery Reviews, 2000; 45(1], 89-121.

[54] Pouton CW. Formulação de um sistema de distribuição auto-microemulsionante. Advance Drug Delivery Reviews, 1997; 25, 47-58.

[55] Lieberman H.A, Rieger M.M, Banker G.S. Pharmaceutical dosage forms, Disperse systems. Nova Iorque, Marcel Dekker, Inc, 1998.149 -181.

[56] Paul B.K, Moulik S.P. Microemulsions, an overview, Journal of Dispersion Science and Technology 1997; 18(4], 301-304.

[57] Torchilin, V.P. Structure and design of polymerisurfactant based drug delivery system, Journal of Control Release, 2001; 73,137-172.

[58] Jones M.C, Leroux, J.C. Polymeric micelles- a new generation of colloidal drug

carriers. *European Journal of* Pharmaceutics and Biopharmaceutics, 1999; 48,101-111.

[59] Chaudhary A, Nagaich U, Gulati N, Sharma VK, Khosa RL. Enhancement of Solubilization and Bioavailability of Poorly Soluble Drugs By Physical and Chemical Modification (Melhoria da Solubilização e Biodisponibilidade de Fármacos Pouco Solúveis por Modificação Física e Química): Uma revisão recente. Jornal de Educação e Investigação Farmacêutica Avançada.2(1];2012:32-67.

[60] Rajesh K., Rajalakshmi R., Umamaheswari J., Ashok Kumar C.K., Liquisolid Technique: A Novel Approach to Enhance Solubility and Bioavailability InternationalJournal ofBiopharmaceutics, 2(1]: 8-13, (2011]

[61] Fahmy R.H., Kassem M.A., Enhancement of Famotidine Dissolution Rate Through Liquisolid Tablets Formulation: In Vitro and in Vivo Evaluation. European Journal of Pharmaceutics and Biopharmaceutics, 69: 9931003, [2008]

[62] kulkarrni A.S., Aloorkar N.H., Mane M.S., Gaje J.B., Sistema Liquisolid: uma revisão. Revista internacional de ciência e nanotecnologia, 3(1]: 795803, [2010]

[63] Lakshmi M.S., kumara P.S., Kumar T.R., A Novel Approach for Improvement of Solubility and Bioavailability of Poorly Soluble Drugs: Técnica Compacta Liquisolid. Revista Internacional de Pesquisa em Ciências Farmacêuticas e Biomédicas, 3(4]: 1621-1632, [2012]

[64] Chandel P., Raj k., Kapoor A., A liquisolid technique; an approach for enhancement of solubility. Jornal de entrega de medicamentos e terapêutica, 3(4]: 131-137, [2013]

[65] Patel R.C., Patel N., A Novel Approach for Dissolution Enhancement Of

Ibuprofen by Preparing Floating Granules. Jornal Internacional de Pesquisa em Ciências Farmacêuticas, 1(1]: 57-64, [2010]

[66] Brahmankar DM, Jaiswal B Sunil , Biopharmaceutics and Pharmacokinetics A treatise 3rd Edition , 2015 Vallabh Prakashan ,Delhi Page-1.43

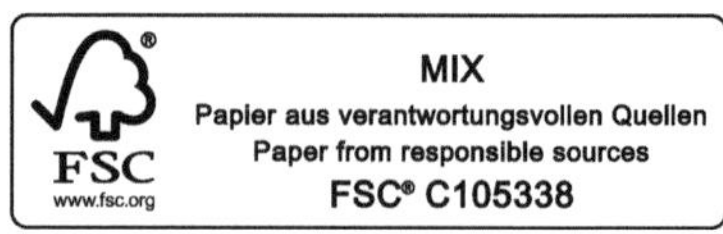

Printed by Books on Demand GmbH, Norderstedt / Germany